LA MICROBIOTA ESTRESADA

DOCTORA DE LA PUERTA

LA MICROBIOTA ESTRESADA

Cuida tu intestino para superar la ansiedad, mejorar tu salud y ser más feliz

HarperCollins

Editado por HarperCollins Ibérica, S. A.
Avenida de Burgos, 8B - Planta 18
28036 Madrid

La microbiota estresada. Cuida tu intestino para superar la ansiedad, mejorar tu salud y ser más feliz

Diseño de cubierta: Rudy de la Fuente – Diseño Gráfico
Ilustraciones de cubierta e interiores: Claudia Martín de la Puerta
Gráficos interiores: Juan Martín de la Puerta
Maquetación: MT Color & Diseño, S. L.
Fotografía de la autora: Eduardo Cano para Ático 26

ISBN: 978-84-1064-198-3
Depósito legal: M-25557-2024

A mis hermanos, los de sangre y los que la vida me regaló
A todos, gracias, sois mi suelo más firme

Índice

Nota de la autora

Desde el principio de los tiempos los microbios han estado presentes en todas partes. Ellos llegaron primero y desde que los seres humanos existimos viven en nosotros y con nosotros. Su impacto sobre cada uno y en cada momento es tan importante que pasarán generaciones antes de que conozcamos con precisión cuál es la mejor manera de programar su actividad y regular su metabolismo con el objetivo de asegurarnos la salud plena y el bienestar emocional. Por el camino necesitamos mantener el rigor científico en la investigación y la capacidad para interpretar los resultados de cada descubrimiento con la mente siempre abierta.

Los avances de la ciencia no están escritos en piedra, están vivos. Es necesaria mucha experiencia y al menos diez años para convertir un hallazgo científico en algo que pueda realmente marcar la diferencia en la vida humana.

La salud física y emocional no es un estado único. Piensa en ella como un recorrido vital a lo largo del cual transcurrirán montañas y valles.

Momentos que seguro serán muy felices probablemente irán seguidos de otros que pueden ser mucho más dramáticos.

Disfruta los primeros y aprende con los segundos, pero no dejes que ninguno de ellos te afecte demasiado. En estas páginas te contaré cómo la microbiota te puede ayudar a conseguirlo.

Prólogo

En el año 2000 andaba yo dejándome llevar por mi inquieta curiosidad natural a explorar algunas de las facetas de la medicina que no te enseñan en la carrera. La Universidad de Alcalá de Henares, en el Hospital Ramón y Cajal de Madrid, organizaba un curso de especialista que terminó teniendo la acreditación de máster. El entorno científico en el que se impartía era perfecto y la temática me pareció atractiva, así que me inscribí. Nos iban a hablar de lo que en aquel momento alguien llamó medicina biológica. Este es un término que ya está obsoleto, pero tantos años después me sigue resultando atractivo su planteamiento. Yo lo llamaba la medicina de las preguntas. Frente a una inflamación, los médicos recetamos un antiinflamatorio, pero ¿por qué se ha producido la inflamación? Si algo te duele, te tomas un analgésico, pero ¿qué está produciendo el dolor?

Los poquísimos médicos que nos inscribimos en aquel curso tan «raro» tuvimos la ocasión de debatir mucho acerca de la fisiopatología de la enfermedad. Fisiopatología es un término que nos habla de la relación que existe entre las funciones del organismo, la bioquímica que las hace posibles y todas sus posibles alteraciones.

Buscábamos artículos científicos para discutir desde ellos y avanzar así en el conocimiento con los pies lo más firmes que podíamos. A veces era difícil encontrar investigaciones sólidas, pero era un ejercicio muy divertido. En aquel entorno didáctico tan estimulante e intelectualmente abierto estudiamos algunas cosas que al final no fueron demasiado relevantes, pero aparecieron otras que sí tuvieron mucho calado, al menos para mí y mi vida personal por entonces. Aquel fue el momento en el que conocí la microbiota y su estudio me apasionó ya para siempre.

Mi curiosidad por estar al día y revisar la literatura científica se ha convertido en un *hobby* que hace ya mucho abrió mi mente, me enamoró y me permitió aprender lo suficiente para poco a poco abandonar mi antigua especialidad médica y dedicarme por completo a tratar la microbiota de mis pacientes y desde ella y con ella abordar todas las enfermedades en las que de una forma u otra está implicado su desorden.

Como siempre he hecho, sigo estudiando y aprendiendo. Los viernes son mis días de estudio. Dedico ese tiempo a buscar y a leer los artículos científicos más recientes que se han publicado sobre microbiota. Los médicos no tenemos más remedio que estar actualizados, sobre todo en este campo en el que la ciencia está en pleno auge de investigación. Esta disciplina de estudio, que disfruto muchísimo, me ha permitido estar al día y evolucionar el abordaje del tratamiento de mis pacientes. Semana tras semana reviso lo que va saliendo en las principales revistas de ciencia internacionales.

A finales del año 2019 puse en marcha mis redes sociales profesionales para compartirlos con todos mis seguidores. Cada semana, de entre las publicaciones que encuentro, voy seleccionando lo que creo que puede resultar más interesante. Traduzco y resumo los artículos y con este material preparo el contenido de los *post* que voy compartiendo con todos cada día a las ocho de la mañana.

Por otro lado, mantener una actividad asistencial dinámica es en realidad la mejor fuente de aprendizaje porque es absolutamente práctica. Los desórdenes de microbiota están implicados en la aparición y el desarrollo de muchas y muy diferentes patologías. Es con los pacientes y de ellos con quien más he aprendido y son ellos los que me animan y motivan para seguir haciéndolo.

El azar me llevó a escribir mi primer libro, *Un intestino feliz*; estoy muy agradecida por el bonito retorno que me está dando su alcance y difusión, nacional e internacional. Muchos me animaron a publicar un segundo. Nunca pensé dedicar horas de mi vida a escribir, pero hacerlo es una ocupación que resulta muy entretenida, así que una vez más me senté al ordenador, expectante por ver de qué se me iba a ocurrir hablar esta vez.

La casilla de salida fue un pensamiento, una reflexión que tantas veces hago a mis pacientes y me hago a mí misma, el «mal negocio» que supone sucumbir a la demanda de la inmediatez, correr para todo, la multitarea permanente, etc. Esto fue el inicio de este libro, intentar explicar la transcendencia que tiene el estrés para la microbiota y para la salud, si nos dejamos arrastrar por él, claro. También voy a contarte todo lo que puedes hacer en general y en particular desde la microbiota para manejarlo.

En *La microbiota estresada* te hablo de nuevos matices, de la importancia que tiene la microbiota en el maravilloso eje que conecta el intestino con el cerebro y cómo también todo lo que pasa por la cabeza, los pensamientos, las preocupaciones, las emociones, etc., influyen de manera inmediata en la tripa, sobre tu intestino y tu microbiota.

La microbiota vive ahora un tiempo de gloria para los investigadores y los médicos clínicos. Un tiempo en el que cada vez tenemos más constatación científica de todas las formas y caminos por los que nuestro maravilloso micromundo intestinal nos ayuda, si se lo permitimos, a tener una vida tranquila, sana y feliz.

La microbiota es vida porque es un seguro de salud, física y emocional.

Al escribir el libro he intentado utilizar un lenguaje sencillo y he evitado profundizar en la descripción y el detalle de rutas bioquímicas complejas que dificultarían la lectura. Las partes del texto que he querido incluir, pero que son más técnicas, verás que las he metido en un recuadro para poder leerlas o no, sin perder el hilo de la lectura.

Cada capítulo irá apoyado con diferentes artículos y publicaciones que, más allá de mi opinión, aportan una evidencia científica para que puedas ampliar información.

Como ya hice en *Un intestino feliz*, te voy a hablar de algunos pacientes. Todos los casos clínicos están basados en hechos reales, pero para preservar el secreto profesional los nombres y las historias son ficticios.

El contenido del libro no supone ni es en forma alguna un consejo médico. Las cuestiones de salud intestinal y general deben valorarse siempre individualmente y en consulta, en manos de un profesional.

1

MICROBIOTA ES EQUILIBRIO, INTESTINAL Y VITAL

La microbiota es el puente que conecta tu vida con tu cuerpo. Es una conexión en ambas direcciones que te ayudará a sentirte bien, pero que también podría complicarte mucho la vida.

La salud es la mayor posesión.
La alegría es el mayor tesoro.
La confianza es el mayor amigo.
LAO TSE

Durante los más de veinte años que llevo cuidando la microbiota de mis pacientes me he planteado una y otra vez cuáles son los orígenes y las causas de su desequilibrio. ¿Por qué se desordena tu ecosistema intestinal? Te podría hablar de las razones científicamente demostradas como son:

— Una alimentación mal balanceada, restrictiva o con un predominio en la ingesta de alimentos refinados, grasas saturadas trans, ultraprocesados, etc.
— La ingesta indiscriminada y no supervisada de fármacos, como los antibióticos, los anticonceptivos, los inhibidores de la bomba de protones, etc.
— El desorden asociado al consumo de tóxicos, ya sean comidos, bebidos o respirados.

— Cualquiera de las patologías inflamatorias gastrointestinales crónicas, por ejemplo, la enfermedad de Crohn o la colitis ulcerosa, y, por supuesto también, los cuadros digestivos agudos, como las gastroenteritis.

Sin duda, y más allá de estas causas, la experiencia me ha permitido constatar otras muchas razones, de carácter más personal, que también pueden afectar y a veces en gran medida a tu microbiota. Son todas las posibles circunstancias que desordenan tu vida. Todo lo que te ocurra que afecte a tu estabilidad vital va a desequilibrar a tus bacterias intestinales: un examen de oposición, una mala relación de pareja, la muerte de un ser querido, relaciones laborales complicadas, una mudanza, situaciones económicas comprometidas, no saber decir NO, etc.

¿Todo esto qué implica? Estrés.

¿Por qué y cómo afecta a la microbiota? Mucho más de lo que puedas imaginar.

En mi primer libro, *Un intestino feliz,* te explico con mucho detalle cómo el intestino y el cerebro se comunican a través de la microbiota y del nervio vago y cómo el estrés les afecta. En este te iré explicando otros muchos e interesantes matices de la actividad del maravilloso eje microbiota-intestino-cerebro.

La vida moderna y rápida afecta a tu microbiota

El plan de vida cotidiano de millones de personas en el mundo comienza, con mucha suerte, haciendo algo de meditación o deporte para, a continuación, tomar un desayuno, más o menos rápido, cuyo tiempo aprovechamos para leer las últimas noticias o revisar el correo electrónico. A este momento le sigue una larga lista, que seguro tú completarás cuando la leas, en la que podríamos enumerar: terminar de cocinar y organizar los maletines con los alimentos que tus hijos comerán en el colegio o tú en la oficina, los atascos camino del trabajo, las reuniones, entregas siempre urgentes, exámenes, etc., a lo que hay que añadir las responsabilidades familiares y domésticas, salir del trabajo corriendo, a veces sin comer, para llegar a recoger a los niños del colegio y llevarlos a las extraescolares, volver a casa para ayudarlos con las tareas si lo necesitan, al tiempo que preparas la cena, etc. ¿Sigo? Puedes hacerlo tú.

Está claro que corres, y cada vez más, pero ¿eres consciente de la dirección a la que vas y hacia dónde te diriges? Ojalá tengas un objetivo claro, pero sea así o no, vivir corriendo implica vivir con estrés, y esto afecta a tu microbiota.

Hemos de relacionarnos con los billones de microorganismos que tenemos en la tripa, con amabilidad y respeto, como si se tratara de un buen amigo. Los microbios que viven en tu intestino son tus compañeros de vida. No podríamos tener salud sin ellos, y, diría más, a ellos les debes estar vivo. De igual forma, tampoco nuestro micromundo intestinal podría sobrevivir sin nosotros, y su salud también depende de todo lo que podemos hacer, con nuestra alimentación y estilo de vida, para cuidar de él. En el libro te hablaré de ello con detalle.

Cuando leo titulares diciendo que la pandemia silenciosa del siglo XXI es el sedentarismo o la obesidad, desde luego no obvio su importancia y trascendencia, pero personalmente opino que es el estrés.

Nunca es placentero contar deprisa un cuento a un niño por la noche antes de dormir, ni cocinar un buen plato deprisa y a fuego muy fuerte, ni disfrutar de una conversación hablando rápido o de la compañía de un buen amigo mirando todo el rato el reloj. El estrés entendido como una vida rápida, socialmente impuesta, con una demanda de inmediatez y una exigencia de éxito y de triunfo que no sé dónde nos van a llevar, pero seguro que a ningún sitio bueno, si te dejas llevar, claro.

Esta vida moderna y apremiante tiene un precio que pagamos con nuestra salud, en general, y con la salud de nuestra microbiota, en particular.

Vivir con estrés, ¿es algo impuesto o elegido?

Me gustaría invitarte a reflexionar sobre tus motores vitales porque, dependiendo de cuáles sean, determinarán en gran medida tu nivel de estrés y qué recursos personales tienes para gestionarlo.

Motores vitales

Los motores vitales son las razones que nos empujan a seguir adelante todos los días. Cada uno de nosotros debería conocer bien y decidir cuáles son las motivaciones que marcan su rumbo vital y que nos dan la energía necesaria para mantenerlo, pase lo que pase.

Creo que es importante matizar la diferencia entre los motores sencillos y cotidianos que nos impulsan a tomar las decisiones del día a día de aquellos que marcan de verdad nuestro rumbo y pueden hacer cambiar la vida.

Los seres humanos, como mamíferos, tenemos los mismos motores vitales instintivos y básicos que los animales, que son alimentarse, reproducirse y sobrevivir el mayor tiempo posible. Pero también somos seres racionales y emocionales, y eso, a lo largo de millones de años de evolución, nos ha permitido tener otros motores vitales. Aquí es donde las motivaciones más profundas varían muchísimo de unas personas a otras, pudiendo ser «buenas» o «malas», pero de cualquier forma todas legítimas.

Los motores vitales «buenos» son el amor, la solidaridad, la empatía, la generosidad, la compasión, etc. Estas motivaciones positivas son sentimientos que se dan sin esperar nada a cambio, y las sensaciones y cosas que nos devuelven pueden ser materiales o inmateriales, pero el retorno siempre se multiplica y es positivo. Estos son los motores más auténticos, legítimos y genuinamente humanos que existen.

Los motores vitales «malos» son el odio, la envidia, el rencor, la reivindicación constante del ego, etc. Estas motivaciones puntualmente podrían no ser negativas si son la razón que nos impulsa a salir de una situación complicada que nos altera. Pero si se mantienen, nada bueno nos espera al final del camino.

«El precio de algo es la cantidad de vida que entregas a cambio». Henry David Thoreau

Una vez le des una vuelta despacio a todo esto, cuando pienses y reconozcas cuáles son tus verdaderos motores vitales, recuerda que lo que buscas fuera de ti siempre es el reflejo de lo que hay en tu interior. ¿Y sabes una buena noticia? Una vez identificado puedes cambiar el motor vital en cualquier momento, solo depende de ti.

¿Hay un estrés bueno?

Llamamos estrés a una reacción física y emocional del organismo en la que se ponen en marcha respuestas de defensa que alteran la estabilidad y el equilibrio emocional como respuesta a una causa amenazante o demandante, que se conoce como estresor y que puede ser físico, mental o ambiental.

Cuando las reacciones y sensaciones que acompañan al estrés se perciben como algo positivo, hablamos de eustrés, y cuando las emociones asociadas son negativas, distrés.

¿Por qué a cada uno de nosotros nos puede afectar una misma situación estresante de formas tan diferentes? De unas personas a otras la respuesta varía y a veces mucho, de acuerdo a la personalidad, a las circunstancias familiares y a los recursos emocionales y cognitivos. Estos son los que determinan tu capacidad de afrontar una situación, percibiéndola como un reto estimulante o un desafío en vez de sentirla como un problema o una amenaza.

Tu cuerpo responde al estrés en tres tiempos o fases que se suceden. Imagina que cuando sales a trabajar por la mañana y vas en el autobús te das cuenta de que te has dejado las llaves de la puerta dentro de casa.

— Reacción. La primera respuesta del cuerpo y de la mente ante una situación estresante es prepararte para resolverla. Inmediatamente piensas en llamar a quien tiene una copia de tus llaves para ver cuál es el mejor momento del día para ir a recogerlas. Es una fase de corta duración que no tiene efectos perjudiciales. Puedes sentir sequedad de boca, las pupilas se dilatan, sudas más, aumenta tu tensión muscular, puedes tener taquicardia, se incrementa tu frecuencia respiratoria, tu tensión arterial, etc. También hay una activación psicológica y emocional, aumentando tu capacidad de atención y tu concentración, que te ayudará a encontrar soluciones.
— Resistencia. Esta fase sigue a la anterior cuando el estresor no cesa y tu cuerpo sigue reaccionando frente a esa situación. Ocurriría si al hablar con la persona que tiene llaves de tu casa resulta que está de viaje y no vuelve hasta dentro de una semana. Es el momento en el que empiezan a aparecer los primeros síntomas.
— Agotamiento. Es el instante en el que empiezas a perder tu capacidad de adaptación y disminuye la eficacia de tus recursos para solventar esa situación que te está alterando. Aquí es cuando, en vez de buscar el teléfono de un cerrajero de urgencia que te abra la puerta, te bloqueas y hasta incluso culpabilizas por haber tenido ese despiste. Si la situación estresante, en vez de ser algo banal como el olvido de las llaves, es una situación personal de más calado emocional, a partir de este momento aparecerán los síntomas psicosomáticos.

Las reacciones o somatizaciones que aparecen en el cuerpo como respuesta al estrés, agudo, como el ejemplo anterior, o crónico, implican la activación de los sistemas cardiovascular, nervioso, neuroendocrino e inmunitario. Todos ellos se coordinan para organizar una respuesta que en un primer momento es solo una reacción rápida y adaptativa para solventar un problema o salir de una situación complicada. Hasta aquí es normal, en la primera fase de reacción todo está bien, esta es la mejor cara de tu estrés. Pero cuando la circunstancia o situación que te estresa se mantiene en el tiempo, esa respuesta fisiológica también perdura, pasas a la fase de resistencia y, si sigue, a la de agotamiento, que es cuando puede empezar a ser un problema y convertirse en patológica.

El estrés en tu cuerpo está orquestado por una hormona llamada cortisol, que produce la glándula suprarrenal.

Es el momento de desmitificar el miedo al cortisol. Si bien es víctima de su propia fama por ser responsable de muchos desequilibrios asociados a las situaciones de estrés crónico, como el agotamiento físico y mental, los dolores de cabeza, etc., también es cierto que es una hormona muy importante para la salud. Su actividad normal está implicada en el metabolismo, el sueño, la actividad del sistema inmune, y es un poderoso modulador de la inflamación.

¿Cuál sería un ejemplo de estrés positivo? Hay momentos en los que las subidas de cortisol son la respuesta que el cuerpo necesita para resolver situaciones que pueden ser complicadas como, por ejemplo, entrenar para correr una maratón, que implica un aumento importante de la actividad física que afrontamos con entusiasmo.

El cortisol es esencial para vivir.
El exceso de cortisol que permanece es el problema.

Si el estrés se cronifica, una de las muchas maldades asociadas a un cortisol que permanece alto, además de dolor de cabeza, problemas de sueño, cansancio, sudoración o aumento de la frecuencia cardíaca, es la afectación del sistema nervioso y de tu microbiota.

Macarena fue una paciente de cincuenta y dos años que solicitó ayuda porque tenía un cuadro de espasmos cólicos muy habituales, la mayoría de ellos seguidos de episodios de diarrea explosiva. Ocasionalmente, y sobre todo si estaba muy cansada, también tenía dolores de cabeza que le habían sido diagnosticados como cefaleas tensionales.

Costó cuadrar su apretada agenda para poder liberar la hora que dura la primera consulta, y cuando por fin nos conocimos, durante el rato que estuvimos juntas las palabras «estrés», «reuniones» y «horario complicado» fueron las más nombradas.

En la historia clínica, una de las cuestiones que trato de entender es el impacto que tiene el estrés en la salud de la microbiota de mi paciente. Para ello, casi siempre empiezo preguntando qué número pondrían, de cero a diez, a su sensación de estrés. ¿Qué contestó Macarena? Un nueve, y añadió riendo:

—Siempre dejo un pequeño hueco para un poco más.

Tener un carácter muy perfeccionista, un nivel muy alto de autoexigencia y ser muy competitiva era una tríada explosiva.

Solía ir a correr cuando terminaba de trabajar, aunque fuera de noche, porque decía que la ayudaba a liberar el estrés. Solo comía ordenado y bien los sábados y domingos; entre semana, y «salvo las comidas de trabajo en restaurantes buenos», cualquier cosa ligera y deprisa era suficiente.

Su estudio de microbiota reveló un patrón muy proinflamatorio, con una alteración importante de los marcadores que indican la actividad del eje intestino-cerebro.

Cuando empezamos el tratamiento, además de plantear una terapia en tres fases, como habitualmente propongo, le aconsejé ordenar la alimentación, cambiar a la mañana su hora de salir a correr y le sugerí algunas técnicas que podía empezar a usar para ayudar al cuerpo a manejar el estrés.

Siguió al pie de la letra mis recomendaciones terapéuticas, menos en esto último, y poco a poco fue mejorando. Desapareció el dolor de cabeza y bajaron la frecuencia e intensidad de los cólicos, pero cada diez o doce días aún los tenía. Cuando se convenció de que era una buena idea empezar a hacer meditación cada día, desaparecieron definitivamente.

Al darle el alta le dije de hacer un tratamiento de mantenimiento cada dos o tres meses y que mantuviera la meditación diaria. Le pedí que me escribiera a los seis meses para ver si la recuperación era estable.

Un año después recibí un correo electrónico en el que me decía que su tripa y su dolor de cabeza seguían bien y me daba las gracias por haber aprendido conmigo que «se puede trabajar mucho y ser muy eficaz y eficiente profesionalmente, sin estar estresada todo el tiempo».

El estrés destroza tu microbiota

Como ya hemos comentado, los problemas empiezan cuando los niveles de cortisol se mantienen altos durante mucho tiempo. Esto genera una situación proinflamatoria que puede tener muchas consecuencias en el intestino:

- Disminuyen las bacterias de estabilización o bacterias buenas.
- Se altera el equilibrio del ecosistema, permitiendo el sobrecrecimiento de algunos microorganismos, bacterias, hongos, arqueas, etc., que, si están por encima de su rango de normalidad, ellos mismos o los metabolitos que producen nos pueden hacer daño.
- Se altera también la motilidad intestinal, pudiendo aparecer diarrea, estreñimiento o alternancia de ambos desórdenes del tránsito.
- Se compromete la digestión de los alimentos y la absorción de los nutrientes.
- Se incrementa la permeabilidad intestinal.

— Aumenta la translocación de bacterias completas o de parte de ellas. Son especialmente importantes los lipopolisacáridos por su impacto proinflamatorio, que atraviesan la pared del intestino y pueden llegar a cualquier parte del cuerpo.
— Se desordena la barrera intestinal.
— Aumenta la sensibilidad visceral, alterando el umbral del dolor.

El estrés crónico afecta tanto a tu microbiota como a ti.

Estos efectos y algún otro igual de malo, que están asociados a la permanencia del cortisol, están mediados por el eje intestino-cerebro, cuya actividad implica a la microbiota, a los metabolitos que esta produce —neurotransmisores y ácidos grasos de cadena corta—, a moléculas del sistema inmunitario —citoquinas— y a la actividad bidireccional del nervio vago. De todas estas formas el cerebro se comunica directamente con el intestino.

Elige solo vivir y hazlo más despacio

Siempre me ha resultado tremendamente atractivo el concepto *slow life*. Esta propuesta nos invita a darle la vuelta al ritmo vital multitarea socialmente impuesto. Nos sugiere replantearnos una vida que hemos ido acelerando cada vez más para poder hacer todo lo que se espera de cada uno de nosotros cada día, hacerlo perfecto y si además es posible hacer un poco más, pues se hace. Vamos al trabajo buscando el carril de tráfico que vaya más fluido, cocinamos rápido y comemos deprisa, acortamos las palabras en los mensajes del móvil, es difícil que veamos en casa una película entera sin mirar en algún momento el móvil, mientras damos un paseo «aprovechamos» el rato para escuchar un *podcast* o hacer alguna llamada, etc. ¿Te suena alguno?

Las veinticuatro horas que siempre ha tenido el día nunca han sido más productivas que ahora y creo que es un tremendo error estar contentos por ello.

No desperdicies tu tiempo viviendo demasiado deprisa.

En los últimos años he ido buscando una forma de vivir cada vez más lenta, y se puede conseguir, aun trabajando mucho. Te propongo incorporar alguna de estas ideas:

Haz pausas

Siempre que puedas busca conscientemente detenerte, para mirar un árbol, una nube o un pájaro, disfrutar de un sorbo de café o para cerrar los ojos y respirar.

Cuestiona las urgencias

Y obvia la demanda de la inmediatez. Si te paras y piensas un momento en las premuras impuestas, tal vez veas que no lo son tanto o que algunas quizá no son tan urgentes para ti.

Madruga

Seguro que alguien acaba de pensar: «Por ahí vamos mal», ja, ja, ja. Si no eres capaz de levantarte a las cinco o las seis de la mañana, no pasa nada, pero empieza tu día con una actitud más pausada, de una forma más lenta.

Sé consciente de ti

Observa tus pensamientos y tus movimientos, revisa tu lista de tareas y que no te importe delegar o simplemente decir NO a alguna de ellas.

Suelta lo que tienes automatizado

Aquello que ya no te aporta o que no funciona. Una afición, un hábito, un objetivo, una persona, papeles en el fondo del cajón, cosas de todo tipo acumuladas en casa, etc.

Huye del utilitarismo y que no te obsesione la perfección

No todo lo que hagas durante el día tiene que ser inmejorable, eficaz, eficiente, útil o rentable.

Despierta tus sentidos

Observa el cielo, el mar o una montaña, juega a reconocer a las personas por su olor, escucha el silencio, disfruta tocando más despacio y busca probar siempre sabores nuevos.

Desconecta pantallas

No todo el tiempo, es absurdo plantearse actualmente vivir sin ellas. Pero sí puedes buscar como objetivo apagarlas al final del día y hacer de ese rato un tiempo más real y menos virtual. No dejes que internet secuestre tu tiempo, ese que tienes para ti y los tuyos. No dejes que internet te robe deliciosos momentos de *dolce far niente,* de no hacer nada.

Busca tiempo para hacer cosas o tener actividades sin un objetivo concreto

Disfruta simplemente haciendo, aunque no haya logros de retorno, y experimenta cosas nuevas, aunque no consigas hacerlas bien. Camina por la orilla de la playa o por una pradera o por el suelo de tu casa, pero hazlo conscientemente y sintiendo lo que pisas. Y si te animas a hacerlo descalzo, mejor, y si no tienes unos auriculares puestos, muchísimo mejor. Recuerda el proverbio zen que dice: «Si vas a caminar, camina. Si vas a comer, come. Haz de tu vida un ritual».

Que nada turbe tu sueño

Trata de hacer lo posible para que no te quite horas de descanso.

Álvaro era y es un exitoso hombre de negocios de cincuenta y cinco años. Tenía una bonita historia vital y profesional que le había permitido «construirse a sí mismo». Creció en una familia en la que había mucho amor, pero pocos recursos económicos. Su inteligencia y férrea voluntad de salir adelante le permitieron ir obteniendo becas académicas para estudiar «lo que quiso y donde quiso».

Ya con su propia empresa en marcha y con su familia construida, empezaron a aparecer pequeños desórdenes de salud. Lo primero fue el sueño, justificaba dormir mal por la enorme carga que suponía su responsabilidad laboral. Después comenzaron los dolores de cabeza y el cansancio, que justificaba por la mala calidad de sueño, y, por último, el cuadro de síntomas digestivos. Ninguno muy grave, pero le sentaban mal algunas comidas, tripa hinchada e incómoda desde por la mañana, muchos gases, etc. Todo muy molesto.

Lo que le hizo buscar ayuda fue la sensación de neblina mental que en ocasiones sentía y «que le impedía concentrarse y estar despierto y atento, incluso en reuniones importantes».

El día que le conocí, al hacer la historia clínica, me llamó la atención algo que dijo:

—Tengo la sensación de llevar toda la vida corriendo.

Su microbiota tenía un patrón de desorden en el que, como consecuencia de una gran alteración de las bacterias de estabilización o bacterias buenas, habían subido mucho otro grupo de microorganismos muy proinflamatorios, las bacterias portadoras de lipopolisacáridos. Los marcadores hepáticos indicaban que había una sobrecarga funcional de actividad y tenía muy alterada la permeabilidad intestinal.

Por supuesto que le propuse un tratamiento con probióticos, prebióticos, ácidos grasos, enzimas digestivos, algo de fitoterapia, etc. Pero lo más importante fue hacerle entender que era el momento de parar, de dejar de correr profesionalmente, de plantear su vida de otra forma. Aceptó mi propuesta y empezó a hacer deporte a diario y a meditar cada mañana y cada noche.

Poco a poco recuperó su normalidad digestiva y la sensación de fatiga y neblina mental desaparecieron enseguida. El dolor de cabeza no cedió hasta que mejoró su calidad de sueño, lo consiguió con la ayuda en este caso de un médico neurólogo, especialista en sueño.

Cuando terminamos el tratamiento y le di el alta, con las pautas de mantenimiento adecuadas, me contó que «aunque cuando vino a la consulta la primera vez no se sentía enfermo, ahora se sentía francamente sano». Lo principal es que había entendido que su estilo de vida tan rápido había sido el responsable, poco a poco y durante muchos años, de su malestar.

Le propuse mantener para siempre las pautas de dieta antiinflamatoria y los ratos de meditación que, según me dijo, «muchas veces eran su mejor momento del día».

Vivir más despacio no implica fomentar la pereza ni la holgazanería, la propuesta es:

Sé más consciente de tu camino y disfruta andando.

Tienes una larga lista de ideas para ayudarte a frenar y caminar de otra forma, ¿por dónde vas a empezar?

La microbiota es el espejo de tu estilo de vida

En los siguientes capítulos vamos a explorar la bonita, delicada y compleja interacción entre el cuerpo y la microbiota, y cómo nuestras acciones y experiencias diarias tienen un impacto directo en la salud física y emocional.

Somos microbiota

Procuraré no dar nada por sabido, por lo que, aunque microbiota es un término cada vez más popular y que ya te he mencionado antes, no todo el mundo conoce su significado y el alcance de la importancia que tiene para la salud.

Llamamos microbiota a los billones de microorganismos que viven en el cuerpo, en perfecta armonía y equilibrio entre ellos y con nosotros. Por defecto, cuando hablamos de ella, hacemos referencia al ecosistema intestinal porque, a pesar de que hay bichillos colonizando todo el organismo, por dentro y por fuera, el grupo que vive en el intestino es el más grande, diverso e importante. Con nuestra microbiota tenemos establecida una relación simbiótica. Simbiosis es un término que hace referencia al beneficio que obtienen diferentes especies animales y vegetales por vivir en común.

La clave para la salud de ese mundo microbiano es el equilibrio. Es bonito hablar de esto desde el principio del libro porque es algo a lo que volveremos una y otra vez por su enorme trascendencia para la salud física y emocional. Equilibrio es sinónimo de homeostasis, un concepto que de forma general nos habla de lo que es necesario que ocurra para mantener en buen funcionamiento a tu organismo, sus funciones esenciales y, de forma especial, a tu microbiota, a pesar de todos los cambios que se producen en tu entorno.

Este es un proceso dinámico, todo el cuerpo tiene diferentes recursos que posibilitan la capacidad de adaptarnos a los cambios y requerimientos en cada momento. Incluso si alguna circunstancia, interna o externa, daña específicamente a tu microbiota, como podría ser, por ejemplo, un fármaco, un tóxico, una gastroenteritis, etc., tus microbios intestinales tienen muchos recursos preparados y listos para ponerse en marcha y recuperar el pequeño o gran impacto que haya podido sufrir y restablecer así la salud y el equilibrio original.

Es necesario resaltar que el concepto de salud asociado a la microbiota es global, no se trata solo de salud intestinal, que intuitivamente es en el que primero pensamos porque es donde vive. Por sus conexiones y por las moléculas que produce la trascendencia funcional de la microbiota, en lo que a salud se refiere, afecta también a tu sistema inmunitario, a tu metabolismo, a tus hormonas, a la actividad de tu sistema nervioso, etc.

Un poco de broma, pero con mucha razón, podríamos decir que, excepto que te cortes con un cuchillo, te quemes con una cerilla o tengas un accidente de tráfico, la microbiota, en mayor o menor medida, está detrás de todo lo que puede pasarte en la vida, de prácticamente todos los desórdenes de tu salud, sobre todo si estos son crónicos.

La microbiota no se hereda, se construye y hay que mantenerla

Cuando en consulta los pacientes hacen referencia a similitudes de su sintomatología digestiva con la de su madre o la de su padre, siempre les digo lo mismo:

—La microbiota no se hereda, se heredan las fincas —quien las tenga—.

Cada uno construye su propia microbiota desde que nace hasta el día de hoy, y lo hace de acuerdo a su estilo de vida. Todo empieza en la barriga de tu madre antes de nacer, ese sí es el único instante de tu vida en el que la microbiota de tu madre interactúa con la tuya. En ese momento intraútero sabemos que hay poquitas bacterias, principalmente *Lactobacillus,* que colonizan la placenta, el líquido amniótico y el bebé. También sabemos que esos microbios proceden de la microbiota intestinal de la madre, de su microbiota oral y de la vaginal.

El gran momento de la llegada al cuerpo de microorganismos es el del parto. Lo más saludable para la microbiota es el natural porque la vagina de la madre que atraviesa el bebé cuando está naciendo está colonizada principalmente por unas bacterias, *Lactobacillus,* que cuando llegan al intestino del recién nacido preparan la adecuada llegada poco a poco del resto de microorganismos.

El segundo gran momento es la lactancia. En los primeros meses lo ideal es alimentarse con la leche materna. Su composición se va adaptando a las necesidades del bebé de acuerdo a su evolución. Respecto a la microbiota, la leche materna también aporta bacterias, principalmente bifidobacterias y moléculas que sirven de alimento a la microbiota que se está formando.

El parto, la lactancia y una alimentación completa y variada es lo que determina que, al llegar el primer año de vida, tu microbiota intestinal esté formada por completo. Aún hay un plazo, hasta los tres o cinco años, para que todo se estabilice.

Somos una máquina diseñada para que todo funcione, perfectamente resolutiva para adecuarse a las circunstancias que alteren este idílico primer momento para la microbiota.

Quizás estés pensando: «Pues anda que yo, que nací por cesárea y me alimenté con biberón desde el principio, ahora entiendo la razón de lo que me pasa. La microbiota tiene la culpa de todo». Pues no, lamento decirte que no es así. Aun en esas circunstancias complicadas de construcción de la microbiota, si cuando se incorpora la alimentación sólida, el niño hace una dieta completa y variada, la microbiota irá compensando sus dificultades de implantación y construcción iniciales.

Presta atención a cómo vives, eso es lo que configura tu microbiota

La microbiota es un órgano vivo y como tal está en constante cambio y evolución, siendo sensible a todo lo que le rodea, dentro y fuera del cuerpo.

Los pilares fundamentales que afectan a la estabilidad y el buen funcionamiento de tus bacterias dependen de tu estilo de vida. ¿Qué es lo más importante? Recuerda siempre estos cinco pilares: la alimentación, el ejercicio físico, una buena higiene del sueño respetando los ritmos circadianos, manejar adecuadamente el estrés y cuidar tu higiene mental.

Iremos hablando de todo ello, pero ya desde el principio me parece esencial resaltar que para cuidar la microbiota no hacen falta tratamientos caros. No necesitas tomar todo el tiempo probióticos o correr detrás de los cientos de sugerencias que los gurús, *influencers* y publicistas de la salud que, aprovechando que la microbiota está de moda, te venden como imprescindibles. Lo que sí es imprescindible es que cojas cuanto antes las riendas de tus horarios, de tu dieta, de tus hábitos y de tu actividad física.

Es igualmente importante que seas consciente de cuáles son tus principales gatillos de estrés y que aprendas a manejarlos porque se puede, siempre se puede. Podría ser una enfermedad propia o de un ser querido, una mala relación de pareja, conflictos familiares, la precariedad laboral o empezar en un nuevo trabajo, una mudanza, los problemas económicos, una jubilación vacía, etc.; como ya te he dicho antes, cualquiera de estas circunstancias a cada persona le afectan de forma distinta.

Si tienes estrés o ansiedad,
cuida tu microbiota, ella cuidará de ti.

Empezar a manejar lo que te estresa o te altera es solo cuestión de voluntad. Incorpora cinco minutos al menos o más si los tienes cada día para hacer respiración consciente, meditación, ver amanecer, rezar o lo que se te ocurra. Busca la técnica que mejor se adapte a ti para modular el impacto de la vida rápida y la demanda de inmediatez que la sociedad parece que nos impone como ineludibles.

Esta es la parte de tu vida sobre la que tienes un razonable control, porque hacer las cosas de una forma u otra solo depende de ti. Además de eso, cada uno tenemos otras circunstancias como la familia, la de siempre y la que se incorpora, la situación laboral o el aspecto económico, que sin duda también te afectan y que no tienes tanta opción de dirigir tú solo. Si esta parte supone un problema o te es complicado manejarla, es el momento de correr las cortinas de humo, tus cortinas de humo, y tomar conciencia plena. Eso no resolverá nada en el momento, pero esa es la actitud que te sacará del inmovilismo y te ayudará a conseguirlo.

El equilibrio es un mecanismo de seguridad antiestrés

El estrés, cuando se mantiene en el tiempo, va provocando alteraciones en el sistema nervioso central. Pero no todo el mundo tolera o responde igual al estrés o al trauma.

Hay personas que, en este contexto de estrés crónico, pueden desarrollar diferentes desórdenes psicológicos o psiquiátricos, como el trastorno del estrés postraumático, cuadros de ansiedad o depresión. Sin embargo, otras, en este mismo contexto, se adaptan sin problema.

Estas dos formas antagónicas de adaptarse y responder se llaman susceptibilidad y resiliencia. Ambas son respuestas cuya puesta en marcha involucra al sistema nervioso central, al sistema inmunitario/inflamación y a tu microbiota.

La resiliencia emocional o capacidad de adaptarse adecuadamente a las situaciones estresantes tiene tres características básicas:

— Es capaz de restaurar el equilibrio tras un estímulo emocional negativo o una situación de estrés importante que se mantiene.
— Es una respuesta que se establece dentro de estímulos ambientales o fisiológicos intensos o graves, pero tolerables.
— No es estática. Es una respuesta dinámica en la que el cuerpo y la mente interactúan con tu entorno y a la que afecta la edad, el carácter, la situación personal, la genética, el estatus de tu microbiota, etc.

El proceso opuesto o incapacidad de adaptarse adecuadamente a las situaciones estresantes se llama susceptibilidad o vulnerabilidad. Las personas más vulnerables mantienen el nivel de angustia y ansiedad asociados a la situación estresante que los generó y esos desasosiegos pueden ir aumentando aún más a medida que pasa el tiempo.

Podríamos decir que hay un tercer tipo de respuesta emocional frente a situaciones de estrés crónico, que es la resistencia. Son las personas a las que no les afectan estas circunstancias.

¿Eres resiliente, vulnerable o resistente?

Como proceso de adaptación a la adversidad, la resiliencia es la respuesta emocional más común y universal. Fue en la década de los años setenta cuando empezaron a investigar en profundidad acerca de la resiliencia, viendo que esta eficaz y saludable cualidad estaba asociada a las características emocionales positivas de cada persona. Por ejemplo, si eres optimista, la capacidad de adaptarte al estrés o a situaciones que te puedan afectar emocionalmente será mejor, minimizando el daño psíquico, físico o social asociados. Por el contrario, si afrontas estas situaciones de forma pasiva, dejando que la evitación o inacción sean tu respuesta, te convertirás en alguien más susceptible, más vulnerable y menos resiliente.

Jose fue un paciente de treinta y dos años que recuerdo con muchísimo cariño. Me pidió ayuda para resolver un problema de picores generalizados a los que nadie había sido capaz de encontrar el origen ni dar solución. También tenía muchos síntomas digestivos asociados aleatoriamente «a casi todo lo que como», me dijo.

Al hacer la historia clínica, enseguida sospeché una situación personal muy complicada que fue compartiendo conmigo y que me contaba con la sensación de sentirse desbordado.

—Ha podido conmigo —terminó admitiendo.

Con el tiempo, y dado que no había sido capaz de aprender a hacer frente al maltrato psicológico del que era víctima, poco a poco se había ido escondiendo detrás de una máscara.

Al no tener recursos emocionales para ser resiliente y tener mucho miedo a ser vulnerable, se había ido haciendo resistente, intentando que nada le afectara.

Cuando miramos su microbiota, el patrón disbiótico presentaba una pérdida muy importante de la homeostasis intestinal con una sobrecarga de su función hepática y un sobrecrecimiento tremendo de los microorganismos proteolíticos, bacterias muy proinflamatorias porque son grandes productoras de unas sustancias llamadas aminas biógenas, entre las que está la histamina, que podría justificar el picor. El resto del desorden microbiano era la razón del cuadro digestivo añadido.

Aunque durante los dos meses de la primera fase de tratamiento hubo muy poca mejoría, Jose había entendido lo que le expliqué que pretendía hacer y no le importó, confiaba en mí y quería seguir adelante.

A la vista del poco avance clínico y sabiendo lo que estaba pasando en casa, le propuse complementar mi tratamiento con el apoyo de una psicóloga. Aceptó y fue una magnífica idea. Ese escudo de resistencia fue poco a poco derrumbándose, haciendo frente al miedo que tenía a sentirse vulnerable.

El cuadro digestivo y los picores empezaron a estabilizarse y en unos meses conseguimos que desaparecieran por completo.

Esos mismos meses fueron los que necesitó para hacer frente a su situación personal y tener fuerza para resolverla.

En su evolución emocional pasó de ser una persona resistente a vulnerable y desde ahí a entender que solo podía resolver con paciencia, amor por sí mismo y resiliencia.

LA RESILIENCIA DE TU MICROBIOTA ES UNA GRAN ALIADA DE TU RESILIENCIA EMOCIONAL

Cada vez conocemos mejor la importancia del micromundo intestinal, en general asociado a nuestra salud emocional, psicología, cognición y sentimientos, y en particular vinculado a la resiliencia como respuesta normal a las situaciones estresantes crónicas.

Estudiando a los animales vemos que, asociada a situaciones de indefensión y no respuesta frente a situaciones traumáticas, hay una microbiota desordenada con una pérdida en la diversidad microbiológica, una alteración en la composición del ecosistema y una bajada de determinadas bacterias, como *Bacteroides*.

Estudiando a los humanos también se ha visto que asociado a situaciones de anhedonia —pérdida de interés o incapacidad para experimentar placer— hay una microbiota desordenada, igualmente con pérdida de la diversidad microbiológica, alteración en la composición, distribución y actividad de las bacterias y una bajada específica de algunas de ellas.

¿QUÉ ASOCIACIONES ENTRE MICROBIOTA, RESILIENCIA Y VULNERABILIDAD CONOCEMOS?

- Una pérdida en la diversidad microbiológica del ecosistema intestinal nos hace más vulnerables.
- La pérdida de *Lactobacillus* —sobre todo *L. rhamnosus* y *L. plantarum*— y *Bifidobacterium* —*B. longum*—.
- Hay una bacteria, concretamente algunas cepas de *Lactobacillus reuteri,* cuya actividad está asociada a mejoras significativas en la respuesta emocional y en la interacción social.
- *Prevotella* es una bacteria que se asocia con el funcionamiento de las redes de conectividad funcional del cerebro.
- Una microbiota desordenada altera las señales en un electroencefalograma, específicamente en las ondas de zonas del hemisferio derecho implicadas en la respuesta al estrés.

El desbarajuste de tu micromundo intestinal también altera la actividad del nervio vago y modifica las moléculas que tu microbiota produce. Se alteran los niveles de norepinefrina, dopamina, serotonina, etc., sustancias que en el cuerpo son responsables de muchas sensaciones, que ayudan con la gestión de las emociones y que actúan directamente sobre los circuitos cerebrales de recompensa.

Estos circuitos de recompensa son muy interesantes. En el cerebro tenemos conjuntos de neuronas, la célula nerviosa más importante, cuya actividad permite sentir y experimentar sensaciones de deseo, placer o gratificación como respuesta a determinados estímulos. Bueno, pues el aumento o la pérdida de determinadas bacterias, además de contribuir a la estabilidad de la microbiota y de sus metabolitos, modifica la capacidad de hablar específicamente con estas neuronas que forman los circuitos de recompensa, alterando también nuestra estabilidad emocional y respuesta normal a situaciones traumáticas.

Además de ayudarte a fomentar la propia resiliencia, quiero que sepas que un ecosistema intestinal rico y diverso es un ecosistema más estable, y asociado a ello más resiliente en sí mismo. También tu microbiota puede ser resiliente o vulnerable al estrés crónico.

Un ecosistema diverso
hace a la microbiota más resiliente.

Y ahora te redondeo el concepto *resiliencia* hablando de qué es la resiliencia de nuestro mundo microbiano. Es la capacidad que tiene la microbiota intestinal de recuperarse cuando algo la agrede, cuando algo le hace daño, por ejemplo, y una vez más, el estrés o las emociones negativas.

Una microbiota fuerte y sana es un ecosistema más resiliente en sí mismo y te ayuda a ser tú más resiliente.

Apuntes sobre la microbiota como equilibrio intestinal y vital

- La verdadera pandemia silenciosa del siglo XXI no son el sedentarismo y la obesidad que, aunque no obvio su importancia, opino que es el estrés.
- La vida moderna socialmente impuesta, rápida y apremiante, con una exigencia de éxito en cada tarea que emprendemos, tiene un precio que pagamos con la salud, en general, y con la salud de nuestra microbiota, en particular.
- Los motores vitales más profundos pueden ser «buenos», como el amor, la solidaridad, la compasión, etc., o «malos», como el odio, la envidia, la reivindicación constante del ego, etc. Tú eliges qué te mueve. Te propongo reflexionar sobre ello.
- Además de la personalidad, las circunstancias familiares y los recursos emocionales y cognitivos de cada uno, la microbiota también determina tu capacidad de afrontar una situación estresante, haciendo de ella un reto estimulante o un desafío en vez de sentirla como un problema o una amenaza.
- El estrés crónico afecta tanto a tu microbiota como a ti.
- Vivir más despacio no implica fomentar la pereza, ni la vagancia ni la holgazanería, la propuesta es ser más consciente de tu camino y disfrutar andando.
- La microbiota no se hereda, se construye, y hay que mantenerla con un estilo de vida saludable.
- Un ecosistema diverso hace a la microbiota más resiliente, y a ti te permitirá manejar mejor el estrés.

2

La digestión mental

Ningún desorden, físico o emocional, define quién eres. Cuando navegas, sientes el viento en la cara, pero recuerda siempre que tú no eres el viento.

Las tristezas no se hicieron para las bestias,
sino para los hombres; pero si los hombres las sienten
demasiado, se vuelven bestias.
MIGUEL DE CERVANTES

La digestión mental es un término que me encanta porque es muy intuitivo. Hace referencia a la capacidad de aceptar las experiencias vitales subjetivas, como la soledad, la muerte de un ser querido o el inexorable hecho de envejecer, ya que, si no se asimilan bien, terminarán produciendo diferentes problemas intestinales.

APRENDE A IDENTIFICAR LA DIFERENCIA ENTRE LA FELICIDAD Y EL BIENESTAR SUBJETIVO

Para digerir la vida y ser capaces de asimilar lo que nos va ocurriendo es muy importante reflexionar sobre nuestros objetivos reales e identificar adecuadamente cómo nos vamos sintiendo a lo largo del camino que andamos para conseguirlos.

En una sociedad que nos empuja al hedonismo, palabra que implica la búsqueda del placer como fin principal, a veces es difícil reconocer y diferenciar entre lo que simplemente te hace sentir bien y lo que en realidad te hace feliz.

El bienestar subjetivo hace referencia a lo que percibe cada persona de forma individual, a lo que vive, disfruta y aprovecha, pero de acuerdo y dependiente de las circunstancias de su entorno. Es un sentimiento que nos empuja a vivir un poco más centrados en nosotros mismos, alimentando la consecución de objetivos que nos hacen sentir mejor.

Estas metas pueden ser pequeñas cosas, como leer un libro solo por el placer de leer, sin buscar aprender nada, elegir un alimento solo por su sabor y sin tener en cuenta sus propiedades nutricionales o decidir estar solamente con las personas que te hacen sentir bien o con las que te diviertes. Pero, en ocasiones, también implica cosas más grandes, como la búsqueda de algunas personas por conseguir logros como el poder, la fama o la fortuna, que les permiten vivir de una manera concreta —barrio determinado, ayuda doméstica, etc.—, disfrutar experiencias —viajes, restaurantes, etc.— y tener posesiones —casa, coche, etc.— que les hacen sentir bien. Pero no te confundas, en estos casos, tanto disfrutar de las cosas pequeñas como conseguir las grandes te hará sentir bien porque estarás fomentando tu bienestar subjetivo, pero eso no implica ser más feliz.

El bienestar subjetivo es el disfrute de los sentidos y viene de fuera. La felicidad es el disfrute del corazón y viene de dentro.

A diferencia del bienestar subjetivo que depende de lo que viene de fuera, la felicidad viene de dentro y solo depende de ti porque no depende de lo que tienes, sino de lo que eres.

La conquista y búsqueda del placer no es malo en sí mismo; de hecho, es un objetivo vital humano que se ha perseguido desde la antigüedad.

El hedonismo permitió un desarrollo cultural y filosófico en la Grecia clásica, entre los siglos IV y III a. C. En aquel momento se planteó su estudio desde dos líneas de pensamiento o escuelas, lideradas por dos grandes filósofos:

- Aristipo de Cirene (435-350 a. C.). Mantenía una posición escéptica frente al conocimiento. Creía que solo eran seguras y ciertas las sensaciones. Los cirenaicos fomentaban una forma de placer sensorial, sensible, individual e inmediato.
- Epicuro de Samos (341-270 a. C.) Postulaba que el placer era el principio y el final de una vida feliz. Los epicúreos vinculaban al placer con la ausencia de dolor, para ello había que evitar a toda costa el sufrimiento, usando la prudencia, la razón y practicando la ataraxia o tranquilidad de ánimo. Entendían al placer como un estado o sensación estable y no como algo inmediato o pasajero.

El hedonismo ha tenido otros momentos de esplendor de la mano de John Wilmot (1647-1680), del marqués de Sade (1740-1814), de Jeremy Bentham (1748-1832) o de John Stuart Mill (1806-1873), entre otros.

En la sociedad actual, también muy hedónica, la consecución del placer y del bienestar se plantea como imprescindible. Pero a la vista de lo difícil que resulta muchas veces estar en paz con uno mismo, conviene reflexionar sobre la diferencia entre el bienestar subjetivo y la felicidad, dos sentimientos legítimos pero bien distintos que surgen en el camino de búsqueda y consecución de este placer y bienestar vital.

La digestión mental es tan importante como la intestinal

A lo largo de los años he tenido la ocasión de observar en los pacientes multitud de vínculos físico-emocionales, como el miedo-diarrea o la angustia vital-estreñimiento. Eso me ha permitido tener la constatación clínica que confirma la relación entre el tránsito intestinal y la digestión mental. La investigación también demuestra que hay una asociación directa entre la «digestión» de los pensamientos y las emociones que se vincula con la digestión de los alimentos y el tránsito intestinal. De forma recíproca, también los desórdenes digestivos afectan al estado de ánimo.

Sin generalizar, porque hay otras muchas causas que pueden estar implicadas, en este contexto podemos decir que el ESTREÑIMIENTO puede interpretarse como

— la mala gestión o el bloqueo de ciertas emociones y el bloqueo emocional frente a determinadas situaciones;

— los «atascos mentales» o la persistencia, dándole vueltas en la cabeza a situaciones que no sabemos cómo evolucionar;
— las palabras no dichas;
— la dificultad para expresar pensamientos o sentimientos;
— demasiados «silencios atragantados»;
— miedo vital;
— aferrarse a situaciones incómodas porque no sabemos dejarlas ir.

Muchas veces el estreñimiento se asocia con formas de ser más rígidas, extremadamente perfeccionistas y personalidades más controladoras.

Juan tenía ocho años cuando sus padres lo trajeron a la consulta por ser «tremendamente estreñido», hacía ya años. Cuando le conocí, solo iba al baño si se ayudaba de laxantes químicos. Era un niño muy tímido con unos grandes y preciosos ojos verdes.

A esa edad me gusta mucho hablar con ellos. Si sabes hacer las preguntas adecuadas en el tono adecuado, son un libro abierto. Pues no fue el caso de Juan, en nuestra primera consulta casi no conseguí ni que me mirara. Los que sí hablaban sin parar y por él eran los padres.

La alimentación de Juan era poco variada con demasiados ultraprocesados y casi ninguna verdura y hortaliza fresca, «porque no le gustaban nada y por eso no las comía». Llamaba la atención que, excepto los días que iba a clases de tenis, en general, también bebía muy poca agua.

No tenía otros síntomas destacables, por lo que no solicité estudio de microbiota e inicié el tratamiento con un apoyo probiótico específico y estabilizadores de la barrera intestinal, para fortalecer la capa de moco y facilitar el tránsito intestinal.

Una parte importante del tratamiento fue ordenar y equilibrar su alimentación y asegurar una ingesta estable y adecuada de agua y de fibra natural.

Creo que fue esencial preguntar a los padres qué problema podía haber en la vida de Juan que al niño le costase gestionar.

Era hijo único y, por desplazamiento laboral de los padres, le había criado su abuela. Esta había fallecido de repente en su presencia cuando tenía cinco años, lo que naturalmente supuso un antes y un después en la vida de ese pequeño.

Propuse a los padres hablar del tema con él y acompañarle a evolucionar su dolor y sensación de pérdida.

Nunca sabré si fue mi tratamiento o ayudarle con la gestión emocional del miedo y la sensación de desamparo, pero poco a poco el tránsito intestinal se fue estabilizando hasta recuperar la total normalidad.

Por el contrario, e igual sin pretender generalizar, ya la DIARREA, porque también puede estar asociada a otras cosas, en este contexto emocional podemos decir que se vincula

- — al nivel alto de estrés, con pocos recursos emocionales que ayuden a manejarlo;
- — al rechazo súbito de un pensamiento o sentimiento que «choca» con una decisión ya tomada y de lo que el cuerpo se quiere deshacer;
- — a la necesidad de deshacernos de algo que nos genera dolor, rechazo o culpa;
- — a querer salir de un trabajo frustrante o de un matrimonio roto y no encontrar el camino para conseguirlo;
- — a vivir sintiéndose, de una forma u otra, amenazado;
- — a ser incapaz de aceptar una crítica;
- — a la mala tolerancia a la frustración.

Unas y otras asociaciones, ¿te suenan?, ¿te ha ocurrido alguna vez?, ¿se te ha encendido alguna bombilla?, ¿acabas de entender algo? Para ayudar a resolver cualquier asociación física y emocional, te invito a reflexionar sobre ella para reconocerla y entenderla, eso es necesario para que puedas manejarla y con ello evolucionar y solucionarla.

Gonzalo era un chico de diecinueve años que cumplía con todos los requisitos para poder ser llamado «un niño mimado».

Hijo único, de padres mayores, muy sobreprotectores y tremendamente consentidores. Había crecido en un ambiente con pocas reglas y demasiados caprichos cumplidos. En esa casa todo se hacía en torno a su persona y llamaba la atención como, con su tono y forma de hablar, retaba continuamente a sus padres e incluso a mí cuando resalté o le hice ver alguno de sus muchos malos hábitos.

Comía muy selectivo y restrictivo, «porque no le gustaba casi nada», sus horarios de sueño eran horribles y su adicción a las pantallas y a las redes sociales, muy importante —era *tiktoker*—.

El motivo de consulta fue la diarrea. Lo comentó con sus padres cuando ya la llevaba mucho tiempo padeciendo porque Gonzalo consideraba normal hacer más de tres evacuaciones diarias y que la consistencia de sus heces fuera completamente pastosa. No fue hasta que empezó a tener incontinencia fecal con la expulsión de los gases cuando entendió que algo no iba bien.

Al hacer la historia clínica salió que también había unos eccemas en la piel que iban y venían, habitualmente en la zona de las ingles, y tenía uno fijo, hacía ya mucho tiempo, en la nuca, en la zona donde arranca el pelo. Una placa redonda, de color rosado o más rojo, dependiendo de si estaba más o menos activa, cubierta de escamas pequeñitas y que le picaba bastante.

Antes de hacer ningún análisis y, por supuesto, de empezar el tratamiento, les expliqué a él y a sus padres que era muy importante que entendieran que la recuperación no iba a consistir en que yo encontrara la pastilla mágica que iba a resolverlo todo. Podríamos intentarlo juntos, pero había que cambiar muchas cosas y tenían que estar dispuestos y comprometerse a hacerlo. Ellos iban a ser una parte absolutamente relevante para conseguir la recuperación.

No sin alguna reticencia por parte de los padres y de muchas protestas por parte de Gonzalo, se comprometieron a seguir mis indicaciones y acepté llevar el caso.

Esperaba encontrar la microbiota muy desordenada y la encontré, pero fue una sorpresa descubrir la tremenda carga de hongos que había en su intestino. Tenía muy bajos los microorganismos estabilizadores, sobre todo las bacterias protectoras y las inmunomoduladoras, gran alteración del sistema inmune de la mucosa intestinal y un aumento en la permeabilidad intestinal.

Se trataron los hongos con fármacos y suplementos específicos y centré el tratamiento en la recuperación de toda su homeostasis intestinal, fortaleciendo especialmente la microbiota de estabilización.

Durante el tratamiento cambió la alimentación y se fueron ordenando, menos de lo que me habría gustado, sus horarios y sus tiempos de pantallas.

Lo que hicimos, durante los siete meses que estuvo conmigo en tratamiento, fue suficiente para recuperar la normalidad en la frecuencia y consistencia de las heces, así como para que desaparecieran las placas eccematosas de su piel, incluso mejoró mucho su acné.

Propuse la necesidad de un psicólogo desde el principio para manejar también sus adicciones y apoyar así la esfera más psicoemocional. Gonzalo siguió con la terapia incluso después de que yo le diera de alta.

Poco a poco, detrás de ese joven adolescente, falsamente fuerte y poderoso, había una persona profundamente insegura y con una pésima tolerancia a la frustración.

Andar el camino para recuperar su verdadera fortaleza fue imprescindible en el proceso de la recuperación física.

El desorden en la actividad del eje microbiota-intestino-cerebro está detrás de muchos trastornos tanto físicos como psicológicos y emocionales. Y entre ambas caras de la misma moneda, la física y la emocional, hay una conexión bidireccional en cuanto a la causa y consecuencia.

Por un lado, circunstancias externas como la alimentación, el estilo de vida, la toma de fármacos, el sueño o el estrés dan forma a tu microbiota y, además, sobre ella también influyen determinados predisponentes genéticos. Por otro, la microbiota regula la síntesis de moléculas neuroactivas, que son capaces de interactuar con el sistema nervioso central. Estos metabolitos son, principalmente, los neurotransmisores y los ácidos grasos de cadena corta.

Cuando cualquier situación estresante o traumática se mantiene en el tiempo, siempre terminará afectando a la microbiota, alterando su composición y activando el sistema inmune. El encendido de esta alerta inmunitaria favorece estados proinflamatorios que a su vez alteran la microbiota, alteran la permeabilidad de la barrera intestinal y de la barrera hematoencefálica, alteran el umbral de neuroinflamación, alteran la síntesis de moléculas neuroactivas, etc.

Niveles más altos de neuroinflamación —inflamación del cerebro— provocan cambios estructurales en las células gliales y en las neuronas implicadas en el aprendizaje, la memoria, la regulación del estado de ánimo y las emociones. Todo ello favorece la aparición de síntomas físicos y emocionales.

Para mejorar tu digestión mental te recomiendo mirar y cuidar la microbiota. Los prebióticos benefician tanto a la mucosa intestinal como a la inmunidad, y los probióticos ayudan a recuperar la permeabilidad intestinal, mejorando así la función de la barrera mucosa y estabilizando el equilibrio de tus bacterias intestinales. También te pueden ayudar a modular la inflamación sustancias antioxidantes como los polifenoles, moléculas antiinflamatorias como el omega 3, aminoácidos o vitaminas del grupo B.

Ejemplos de estos alimentos

- Polifenoles:
  - Frutos rojos, granada, mango, cacao, café, té, setas y champiñones, aceite de oliva, frutos secos y especias como el clavo de olor, la menta o el anís estrellado.
- Omega 3:
  - Pescado, sobre todo azul y mejor los de pequeño tamaño como sardinas, arenques o boquerones. De origen vegetal, los aguacates y los frutos secos.

- Vitaminas B:
  - Cereales integrales, carne, vísceras, pescados, huevos, legumbres, lácteos, verduras de hoja verde, frutos secos y semillas.

Incorporar todo esto al ejercicio profesional abre paso a un bonito campo de la medicina que podríamos denominar psiquiatría funcional o psiquiatría nutricional.

Entender lo que me pasa vs. la obsesión de ponerle nombre a lo que tengo

Cuando veo a un paciente y es su primera cita conmigo, hago una historia clínica larga y detallada que me da toda la información que necesito para entender qué puede haber pasado y, sobre todo y más importante, qué puede estar pasando.

Durante la hora que estoy con él hablamos, por supuesto, de todas sus enfermedades, presentes y pasadas, de los tratamientos en curso, fármacos y suplementos nutricionales, que en ocasiones no son tan inocuos como muchas personas creen. A cada uno le pregunto por su trabajo, el nivel de estrés que percibe en su vida cotidiana, personal o profesional, cómo lo somatiza si lo hace y cómo define su carácter, tranquilo, nervioso, o con tendencia ansiosa o depresiva. Es importante saber si su estilo de vida, en general, es sedentario o hace ejercicio, determinando cuál y las horas que lo practica a la semana. El impacto físico sobre el organismo es muy diferente si hace pilates un día a la semana y pasea al perro por las tardes, o las personas que entrenan fuerza dos veces por semana y hacen ejercicio aeróbico cada día, como bicicleta estática, elíptica, caminar o nadar.

En este largo cuestionario para mí tiene mucho valor saber también el horario de sus rutinas diarias —levantarse, desayunar, comer y cenar— así como los patrones de sueño, hábitos a la hora de acostarse, horas que duerme y calidad del descanso.

Hablamos desde luego de la comida, qué le gusta o no comer, qué le sienta bien o mal, cuál es su patrón nutricional semanal y si hay grandes restricciones alimentarias. Ya al final es cuando le pregunto sus síntomas y aquí, además de hablar de su aparato digestivo, necesito saber cómo es su piel, si tiene dolores de cabeza, dolores músculo-articulares, cansancio, cuál es su olor corporal, el olor y color de su orina, las características de sus heces, el patrón de evacuación, etc. Como ves, es mucha la información que requiero para determinar si trabajar con la microbiota de esa persona tiene sentido o sus problemas no tienen nada que ver con ella.

Si seguimos adelante y solicito un estudio de microbiota, cuando ya tengo todos los datos que requiero y les explico a los pacientes lo que creo que ha pasado, lo que está pasando y cómo vamos a intentar resolverlo, suelen preguntar:

—Pero ¿qué tengo, un SIBO? ¿Cuál exactamente es mi diagnóstico?

Muchas veces les contesto que no lo sé. No porque no conozca lo que les pasa, sino porque la pérdida de la homeostasis intestinal y el desorden de microbiota son responsables de tantos desórdenes y estos son tan dispares de unos individuos a otros que no conozco una sola palabra que defina todo eso y no creo que encontrarla sea relevante.

La respuesta que otras veces les doy es:

—Tiene usted una disbiosis.

Esta es la palabra que utilizamos para definir el desorden cuantitativo y funcional de la microbiota, pero es un término que se queda muy corto. Es un concepto absolutamente insuficiente para definir el alcance del problema.

Disbiosis no es un diagnóstico,
es una casilla de salida.

Cada disbiosis, incluso el mismo patrón de desorden de microbiota, en cada persona puede desarrollar problemas muy distintos: digestivos, inmunológicos, metabólicos, endocrinos, etc., y todos ellos con un fondo común de afectación emocional o mental, en su origen o final. Este aspecto psicológico siempre tenemos que buscarlo para entender su alcance y, de una forma u otra, hay que contemplar su abordaje a lo largo del tratamiento.

¿Estás inflamado o hinchado?

Muchísimas veces en consulta los pacientes me dicen que tienen la barriga muy inflamada. Habitualmente así es, pero lo que quieren decir en realidad es que tienen la tripa hinchada o distendida y son circunstancias diferentes.

La inflamación es una reacción del cuerpo en la que, en una zona determinada y por una razón precisa, algunas de las células que circulan por la sangre —neutrófilos, eosinófilos, mastocitos, células plasmáticas, etc.— llegan a ese lugar cumpliendo su función de vigilantes y liberan determinadas moléculas químicas —citoquinas—, que sirven para combatir una agresión local, una posible infección o sanar el tejido qué se ha dañado, contribuyendo a repararlo.

La inflamación se inicia como un proceso microscópico que no podemos ver, pero si se mantiene, evoluciona y la zona donde está ocurriendo es accesible a la vista, observaremos que puede provocar enrojecimiento, hinchazón, calor y dolor. Todos hemos visto estos cuatro signos clásicos de la inflamación, por ejemplo, en la zona de la pierna que nos hemos golpeado al caernos. En este caso estaríamos hablando de una situación inflamatoria aguda, que es una reacción del cuerpo algo molesta, pero eficaz y resolutiva.

También puede ser un proceso crónico. La inflamación crónica ocurre si la enfermedad, la agresión local o la infección se mantienen o si el cuerpo se lesiona una y otra vez, por ejemplo, por el humo del tabaco o por los metabolitos que se producen en el intestino cuando tu microbiota está desordenada durante mucho tiempo. En ocasiones puede ser una respuesta inmunitaria anormal en la que el proceso inflamatorio no termina cuando debería, o incluso aparece sin necesidad de que haya una agresión local, una infección o una herida. A este proceso los médicos lo llamamos inflamación crónica de bajo grado o inflamación silente, y es la que realmente puede dar más problemas porque desordena la actividad del sitio donde se produce y facilita el desarrollo de muchas enfermedades crónicas.

La inflamación solo es un problema si se cronifica.

¿Qué causa la peligrosa inflamación crónica silente? Detrás de este desorden siempre encontraremos una mala alimentación, patrones de sueño alterados, personas sedentarias y estresadas, etc., ¿a que te suena? Claro que sí, porque son las mismas causas de las que te hablo cuando explico qué hay detrás de la disbiosis, del desorden de microbiota.

La disbiosis causa inflamación crónica.
La inflamación crónica causa disbiosis.

Luego están la distensión abdominal, que es un proceso objetivo en el que la tripa se hincha y se distiende, y la sensación de tener la tripa hinchada, que es un proceso subjetivo. Ambos están asociados a los gases que se producen durante la digestión de los alimentos. Esta situación tan incómoda para el que la padece también puede mantenerse en el tiempo.

En el intestino se producen en estado basal entre doscientos y cuatrocientos mililitros de gas, pero cuando comemos, esta cantidad aumenta mucho. La microbiota se estima que, durante una digestión normal, puede llegar a producir entre seis y ocho litros de gas cada día. Sí, ocho litros, has leído bien. Estos gases —hidrógeno, nitrógeno o anhídrido carbónico— no son un problema, porque la mayoría se absorben rápidamente pasando a sangre o se metabolizan por microorganismos consumidores de gas, y solo una cantidad relativamente pequeña se elimina por el ano.

La guerra empieza cuando la microbiota cambia, desordena su actividad y como consecuencia los gases que produce son diferentes —por ejemplo, amoníaco, metano o ácido sulfhídrico—. El organismo no es capaz de reutilizarlos, por lo que hay que expulsarlos y hasta el momento de hacerlo molestan mucho porque inflaman e irritan la pared intestinal. Los dos factores más importantes que determinan el tipo de gas que se produce en el intestino son qué alimentos comes y cuál es la actividad metabólica de tu microbiota.

Siempre digo a mis pacientes:

—Nunca aguantes las ganas de liberar gases.

Una persona sana elimina gases entre diez y veinte veces al día. Sé que socialmente está muy mal visto, pero en esto, como en tantas otras cosas, me gustaría que evolucionáramos primando la salud por encima de convencionalismos.

Tener muchos gases no implica producir más, sino generar un tipo de gas diferente.

Claudia era una señora encantadora de setenta y dos años que vino a consulta por un problema de dolor y distensión abdominal. Estos síntomas no estaban especialmente asociados a la ingesta de alimentos, pero después de comer se incrementaban y habitualmente tenía que soltar el botón de la falda por lo mucho que se le hinchaba la tripa.

Al hacer la historia clínica vi que tenía buenos hábitos dietéticos, mantenía una vida activa, practicando yoga dos días a la semana y pilates otro día más. Dormía siete u ocho horas diarias y despertaba con la sensación de haber tenido un sueño reparador. Desde el primer momento me dio la sensación de ser una persona pausada y con buenos hábitos y recursos para el manejo del estrés.

El único antecedente de interés fue una tuberculosis, para cuyo tratamiento necesitó tomar tres antibióticos diferentes, que fue combinando durante nueve meses.

En su estudio de microbiota tenía muy bajas las bacterias estabilizadoras, concretamente las acidolácticas y la microbiota de fermentación. Tenía también y como consecuencia de esa pérdida un moderado sobrecrecimiento de las bacterias proteolíticas, que son muy proinflamatorias. Su patrón de desorden microbiano indicaba que tenía comprometidos tanto la digestión como la actividad metabólica de sus microbios intestinales.

Cuando hago la historia clínica hay una serie de preguntas escatológicas imprescindibles que me dan mucha información y que necesito hablar con el paciente, como el número de evacuaciones diarias, color, olor y consistencia de las heces, si manchan el inodoro, flotan o se hunden.

Al llegar a esta parte, noté que Claudia miraba de reojo a su marido y estaba bastante incómoda. Más adelante supe que «nunca había hablado tan abiertamente con nadie de estos temas», palabras textuales.

Cuando pasamos a la parte de los gases, en la que les pregunto frecuencia de expulsión, horarios, olor, relación con alimentos concretos, etc., directamente me dijo que ese era un asunto muy embarazoso para ella.

—Pero ¿qué te incomoda? ¿Hablar de ello? —le pregunté.

Me contestó que no solo hablarlo, sino que se sentía mal con todo lo que tenía relación con los gases. Por eso evitaba en lo posible expulsarlos, incluso estando ella sola.

—Expulsar los gases es una falta de educación —afirmó.

Su pudor era tal que con el tiempo me confesó que durante el día utilizaba pequeñas bolitas de algodón para taponar el esfínter anal y que no se escapara ninguno.

Por supuesto que puse tratamiento a la disbiosis que tenía, pero para su mejoría fue esencial que entendiera y aceptara que tener gases era normal y que había que expulsarlos siempre.

A lo largo de los meses ya venía a la consulta sola, sin el marido, y fue teniendo mucha confianza conmigo. El día que le di el alta admitió el tremendo alivio que había supuesto para ella normalizar la expulsión de gases, que, por supuesto, no hacía en público pero sí y libremente en privado.

—¿Cómo puede algo así de tonto hacerme sentir tan bien y aliviar tanto? —me decía sonriendo.

Estaba feliz y muy agradecida.

Asociado a la distensión abdominal es fácil que el paciente también tenga una sensación de evacuación aumentada de gases, malestar/dolor, borborigmos o ruidos abdominales y sensación de plenitud o de presión en la tripa.

Entendiendo la diferencia entre inflamación e hinchazón, he de decirte que, por supuesto, y muy habitualmente, pueden coincidir al mismo tiempo. Pero conviene entender que son procesos distintos y que como médico, cuando se dan ambos en un mismo paciente, tengo que plantearme resolverlos los dos, la inflamación y la hinchazón.

Las somatizaciones

El *Manual diagnóstico y estadístico de los trastornos mentales (DSM-5),* que es la «biblia» de los diagnósticos en psiquiatría, en su quinta edición, recoge el trastorno de síntomas somáticos como «un trastorno que implica uno o más síntomas físicos acompañados de una cantidad excesiva de tiempo, energía, emoción y/o comportamiento relacionado con el síntoma, que resulta en angustia y/o disfunción significativa».

Hay emociones que se expresan con síntomas físicos.

En palabras más sencillas, somatizar significa transformar involuntariamente problemas psíquicos o emocionales en síntomas físicos y orgánicos que pueden variar mucho de unas personas a otras.

¿Por qué somatizamos?

Distintas líneas de investigación confirman que el gatillo o razón última que hay detrás de uno u otro síntoma funcional, esto es, detrás de cualquier síntoma somático, es el inadecuado manejo del estrés emocional.

> «Sufrimos más en nuestra imaginación que por la realidad». Séneca

No conocemos bien todas las causas por las que los pacientes somatizan o por qué unas personas somatizan más que otras, pero sí hay unas circunstancias comunes, psicológicas y físicas que comparten las más susceptibles:

— Las personas que más somatizan tienen mayor sensibilidad a sensaciones como el dolor, la cefalea o las náuseas.
— Los bloqueos emocionales. Cuando no se sabe hablar de los sentimientos o no se puede procesar de forma consciente una emoción intensa o dolorosa, el inconsciente de quien es más vulnerable emocionalmente desarrolla síntomas físicos. Es habitual ver en consulta, por ejemplo, a la angustia emocional convertida en fatiga, o en dolor, o en desórdenes del tránsito intestinal, o en náuseas o vómitos.
— También influyen determinados entornos culturales o familiares que estigmatizan la expresión de las emociones porque está mal visto. ¿Cuántas veces has escuchado decir «No tengas miedo, los valientes no

lloran», «No estés triste, no merece la pena» o «Anda ya, esa no es razón para deprimirse»? ¡Qué gran error! Al coartar la expresión de las emociones se va favoreciendo que a algunas personas les sea más fácil expresar los síntomas físicos que expresar los problemas psicológicos.

— Conductas evitativas, eludiendo o escondiendo los problemas vitales sin afrontarlos directamente. Para entender esto lee estas frases, seguro que también serán familiares: «Prefiero no pensar en ello», «No depende solo de mí, así que, aunque me duela, mejor lo olvido o utilizo la comida/bebida como refugio».
— Psicológicamente sabemos que las personas que sobreviven a un trauma son más susceptibles a somatizar.
— El desorden de la microbiota afecta a todo el cuerpo. Cuando tu micromundo intestinal está desordenado, se altera la actividad del eje microbiota-intestino-cerebro, se desordena también la producción de metabolitos microbianos, que afecta a la actividad del nervio vago y favorece la puesta en marcha de la inflamación. La inflamación puede ser local en el intestino, pero también puede aflorar en cualquier otra localización, favoreciendo la aparición de síntomas específicos, sobre todo si tienes más tendencia a somatizar.
— De forma general podemos decir que un ecosistema intestinal poco diverso o pobre numéricamente favorece su desorden funcional. De forma particular hay bacterias, como *Bifidobacterium longum* o *Lactobacillus plantarum,* que te ayudarán especialmente a manejar la actividad del eje intestino-cerebro.

Tu cuerpo habla, aprende a escucharlo

Ocultar el propio sufrimiento es arriesgarte a que te vaya comiendo por dentro y exponerte a que te dañe por fuera.

> Es más fácil decir «Me duele la barriga» que «Tengo el corazón roto».

Las principales vías de escape por las que el cuerpo expresa síntomas físicos cuando estás somatizando son:

- El aparato digestivo, generando diarrea, estreñimiento o alternancia de ambos, dolor de barriga, náuseas, acidez, distensión abdominal, etc. El colon irritable es el exponente más importante y frecuente de la presencia de síntomas digestivos, que se mantienen en el tiempo, a los que las pruebas convencionales no encuentran explicación.
- La piel, generando excesiva sequedad, eccemas inespecíficos, incluso cuadros de atopia. La medicina tradicional china conecta la piel con el pulmón y a ambos con sentimientos como la tristeza o la melancolía.
- El sistema cardiovascular, generando arritmias, dolor en el pecho, percepción en el corazón de algo que los pacientes expresan como «vuelcos», sensación de falta de aire, etc.
- Músculo-articular, provocando contracturas, mialgias (dolor muscular), etc.
- Ginecológicos, produciendo más molestias menstruales o irregularidad del mismo.

— Sexuales, ocasionando pérdida de apetito sexual o impotencia.
— También los vértigos y mareos tienen un gran componente emocional.
— El sueño es un gran sufridor de las somatizaciones, con desórdenes como el insomnio, un sueño ligero y no reparador, muchos despertares nocturnos, etc.

¿CÓMO PUEDES DEJAR DE SOMATIZAR?

La somatización en sí misma no es una enfermedad, sino la expresión corporal de una emoción. Entonces, ¿se pueden tratar los síntomas funcionales?, ¿se puede dejar de somatizar? Claro que sí, haz que tu mente importe.

El tratamiento, no siempre o no solo, ha de abordar el problema físico, hay que identificar cuál es el desorden emocional que subyace de fondo, estar dispuesto a reconocerlo como causa y desde ahí afrontarlo y evolucionarlo. Muchas veces puede ser necesario el apoyo de un profesional que te acompañe en el proceso de entender y te ayude a procesar las emociones de manera sana y a manejar adecuadamente las preocupaciones. Quizás estas pautas te sirvan.

— Identificar los motivos o situaciones reales adversas te ayudará a reconocer las emociones y los pensamientos negativos que te provocan. Nunca te quedes ahí, no los retroalimentes.

— ¡Habla! Busca las palabras que expresen tu malestar y dilas. Díselas a quien te quiera o a quien quieras, pero no te las guardes.
— Apaga tu piloto automático vital.
— Préstate atención y escúchate.
— Ten una adecuada conciencia corporal, eso te permitirá identificar mejor las emociones. Piensa que en el cerebro las emociones tardan un tiempo en elaborarse antes de que seas consciente de ellas. Entonces, ¿se puede ser consciente de algo que aún es inconsciente? Pues sí. Conocer tu cuerpo te ayudará. Una de las primeras estaciones cerebrales por las que pasa la emoción también es la encargada de coordinar la respuesta del cuerpo. Esa es la razón por la que la somatización, lo que te pasa físicamente, es anterior al momento en el que eres consciente de una emoción. Si tienes una adecuada conciencia corporal, puedes observar en él lo que está pasando antes de que se exprese la emoción.
— ¡Cuida tu microbiota! Para ello, mantén un estilo de vida saludable: una alimentación completa y variada, haz deporte, ten una buena higiene de sueño y respeta todo lo que puedas los ritmos circadianos y encuentra cuál es tu mejor forma de manejar el estrés: meditar, *mindfulness,* respiración consciente, rezar, etc.

Hay una maravillosa frase que es el mejor resumen de todo lo que te acabo de contar. La primera vez que se la escuché decir a Nazareth Castellanos fue la constatación de algo que ya intuía, pero oírlo de una investigadora de la neurociencia de su talla profesional y con tantos años de experiencia fue como una revelación.

«*El cuerpo sabe lo que la mente aún no se ha dado cuenta*».

Piensa un ratito en ella ahora y en adelante no la olvides.

Termino el apartado de la somatización proponiéndote cuidar la microbiota y mejorar tu conciencia corporal como algo importante que puedes o diría que debes hacer para ayudarte a manejar los síntomas físicos, sean los que sean, que en tu caso se asocian a determinadas emociones.

¡El placebo eres tú!

La palabra placebo procede del latín *placere*, que se traduce como 'agradar' o 'complacer'. Esto implica el deseo y la voluntad de una persona para ser curado.

El diccionario de la Real Academia Española define placebo como 'sustancia que, careciendo por sí misma de acción terapéutica, produce algún efecto curativo en el enfermo si este la recibe convencido de que esa sustancia posee realmente tal acción'.

En la historia de la medicina, la farmacopea de Galeno, famoso médico, cirujano y filósofo griego del Imperio romano que vivió en el siglo I d. C., dominó la forma de tratar las enfermedades durante mil quinientos años. Fue desbancada a principios del XIX cuando nació la medicina científica. En los antiguos remedios galénicos se describen cuatro mil setecientas ochenta y cinco drogas y había casi diecisiete mil prescripciones registradas. Recetaba hiera picra, la terra sigillata, la triaca, la alquitira, el lentisco, el dauco crético, la arcilla persa, etc. Es muy probable que muchos de ellos fueran placebos.

Para entender cuál es la base psicofisiológica por la que actúa el placebo, debes saber que hay varias circunstancias implicadas en la mejoría de las funciones biológicas, que son la confianza, el aprendizaje, las expectativas y las endorfinas.

— Confianza. Un médico empático en el que el paciente confíe y por el que se sienta apoyado y acompañado influye en el mejor resultado del tratamiento.
— Aprendizaje. Las respuestas en el pasado a un tratamiento influyen en la respuesta a uno posterior, es lo que se conoce como aprendizaje condicionado. El hecho de que los bebés sin experiencias terapéuticas apenas responden a un tratamiento placebo respalda esta teoría del condicionamiento.
— Expectativas. Las expectativas estimulan la voluntad para ponerse bien y contribuyen a cambiar la percepción de los síntomas.
— Endorfinas. Son sustancias que en el cuerpo tienen una potente actividad analgésica porque actúan sobre los receptores opiáceos y están implicadas en el efecto placebo. Su liberación puede explicar los cambios de estado de ánimo y comportamiento, bajan la ansiedad y modulan el sistema inmunitario, lo que sin duda contribuye a mejorar la salud.

¿Qué ocurre en el cerebro? Sus diferentes áreas controlan todas las funciones y actividad del organismo. En la respuesta del cuerpo a un placebo también está implicado, así como los pensamientos y los recuerdos.

«La realidad es creada por la mente, podemos cambiar nuestra realidad, cambiando nuestra mente». Platón

Cuando tomamos un placebo, lo primero que se activa en la cabeza es un área llamada corteza cingulada anterior, que los neurocientíficos relacionan con las expectativas, la emoción, la memoria y los pensamientos asociados a las metas internas. A continuación, los cambios en la actividad cerebral se trasladan al tálamo, la ínsula y otras zonas relacionadas con la percepción del dolor. Por tanto, si los fármacos contra el dolor y los placebos activan la misma zona del cerebro, probablemente también pongan en funcionamiento la misma maquinaria neuronal que libera las endorfinas, esas sustancias naturales que mitigan el dolor. Esto explica por qué, en algunos pacientes, los placebos pueden funcionar como auténticos medicamentos analgésicos.

«La imaginación es la mitad de la enfermedad, la tranquilidad es la mitad del remedio y la paciencia el comienzo de la cura». Avicena

Podemos decir que el cortisol que genera el estrés es el origen de muchos de tus problemas de salud, física y emocional, y que las endorfinas son una parte muy importante de tu farmacia interior.

¿Cómo puedes mejorar tu digestión mental?

No siempre podrás evitar que unas u otras situaciones de tu vida personal, afectiva, familiar o profesional te estresen o te afecten emocionalmente, pero sí puedes aprender a manejarlas o vivirlas de una forma tal que te permita evitar que terminen siendo un problema físico.

«El carácter de un hombre es su destino». Heráclito

De manera general, estate alerta y revisa la cabeza —y el corazón—, procura evitar tener ideas irracionales, obvia los autorreproches, no te aportan nada, huye del pesimismo, repasa los objetivos de tu ambición, no compitas por todo y no dejes que las preocupaciones te bloqueen, actúa siempre y hazlo sin pausa, pero sin prisa.

De manera más concreta y en positivo, ¿cómo puedes disfrutar de una vida más equilibrada y feliz? Aprende y practica la respiración consciente, si no lo haces ya, y te propongo que dediques un ratito al principio y al final de cada día a meditar o a hacer *mindfulness* o a rezar, haz actividades que te ayuden a relajar el cuerpo y la mente como bailar o cantar, enfoca de forma adecuada tus pensamientos y promueve el pensamiento crítico positivo, la reflexión, el agradecimiento, la compasión, y concéntrate en el presente. Por último, y no menos importante, aliméntate con salud y sin grandes restricciones.

Hay grupos de población, en diferentes partes del mundo, que tienen una vida más larga y una salud, física y emocional, mejor que el resto de las personas. Se conocen como las *blue zones* o zonas azules y las cinco principales están en

Cerdeña (Italia), Okinawa (Japón), Loma Linda (California), la isla Icaria (Grecia) y la península de Nicoya (Costa Rica). ¿Qué tienen en común estas personas de tan diferente raza y cultura?

- — Son físicamente activas. No salen a correr ni van a ningún gimnasio, pero trabajan la tierra, cultivan jardines o pastorean animales y casi nunca tienen mucha ayuda mecánica para hacerlo.
- — Dieta. Las legumbres y las verduras son la piedra angular de la mayoría de las dietas centenarias. El pescado lo consumen de media dos o tres veces por semana. La carne solo unas cinco o seis veces al mes.
- — La regla del 80 %. La propuesta es dejar de comer cuando tengas la sensación de que el estómago está lleno al 80 %.
- — Beben abundante agua, té o café, en ocasiones algo de vino de producción local, pero nunca refrescos azucarados o bebidas alcohólicas destiladas.
- — Tienen un propósito vital. Es esencial saber por qué o para qué te despiertas cada mañana.
- — Las comunidades sociales son sólidas y apenas hay personas socialmente aisladas. Sentir que pertenecemos a un grupo o comunidad, sea cual sea, social, religiosa o de cualquier otro tipo se estima que alarga la esperanza de vida entre cuatro y catorce años.
- — La familia es lo primero. En todas las *blue zones* la familia es muy importante. Las personas pasan tiempo con sus hijos, los abuelos ancianos son figuras

muy respetadas y viven en casa hasta que fallecen. Los matrimonios suelen ser muy estables.

— Manejan el estrés incorporando rutinas diarias en las que se dedica un tiempo a, por ejemplo, en Okinawa, recuerdan a sus antepasados, los adventistas de Loma Linda rezan, los ikarianos duermen la siesta y los sardos tienen implantada y disfrutan de la «hora feliz» al final del día, en la que comparten una copa de vino y socializan amigablemente con sus familiares y vecinos.
— Los centenarios de las diferentes *blue zones* comparten una filosofía de vida.

Una filosofía de vida

La filosofía de vida de las personas longevas, saludables y felices es la misma que la de las personas que, a cualquier edad, tienen una buena digestión mental.

«El viaje más maravilloso no es al centro de la tierra o a los confines del universo, sino al fondo de uno mismo». Julio Verne

En Oriente hay dos bonitos conceptos ideológicos, *nagomi* e *ikigai*, que contribuyen definitivamente a la salud, longevidad y felicidad de quienes los practican.

Una leyenda habla de las aventuras de un emperador que busca el elixir de la vida y concluye diciendo que el secreto no depende de una poción mágica, sino del resultado de una actitud holística ante la vida: «Y en el centro de todo encontrarás *nagomi*». ¿Pero qué es *nagomi*?

Es la sensación de tranquilidad, equilibrio emocional, bienestar y calma.

Hay que asegurar los factores y necesidades vitales esenciales como son el aire, el agua, la luz, el descanso y el alimento, sin los que no sería posible vivir. Pero el *nagomi* te invita a equilibrar también tus propios deseos y eso nos lleva a otro bonito concepto: *ikigai*. ¿Y qué es *ikigai*?

Es aquello que hace que valga la pena vivir la vida.

Hace referencia a tener un propósito, a buscar y encontrar alegría en todo lo que haces. Su esencia implica flexibilidad e involucra la relación que tienes con las personas que te rodean y contigo mismo. Podemos decir que *ikigai* está en el centro o la intersección entre:

— Tu misión, que hace referencia a lo que amas y lo que el mundo necesita.
— Tu vocación, que hace referencia a lo que el mundo necesita y lo que te pueden pagar por ello.
— Tu profesión, que hace referencia la intersección entre el para qué y en qué eres bueno.
— Tu pasión, que hace referencia a la intersección entre en qué eres bueno y lo que amas, que conecta de nuevo con tu misión.

IKIGAI

LO QUE HACE QUE VALGA LA PENA VIVIR

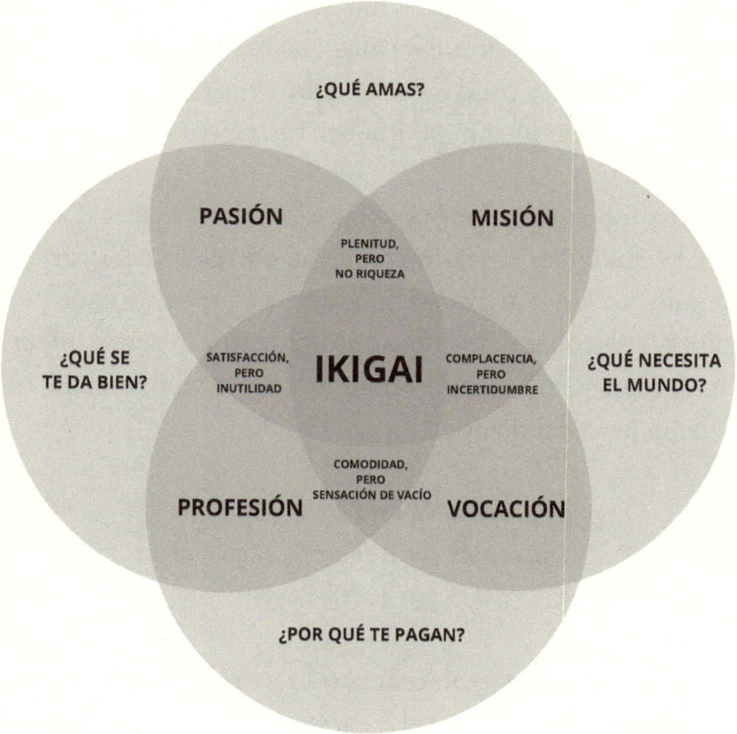

Te propongo construir tu propio diagrama de Venn del *ikigai*. Empieza por contestar las preguntas de los cuatro círculos principales que cuestionan aspectos diferentes de tu vida. En las intersecciones encontrarás cualidades compartidas que muestran aspectos esenciales del autoconocimiento y de tu proyección de vida. Las uniones centrales triangulares que hay entre las intersecciones muestran aspectos a reconocer en tu vida de acuerdo a los datos que has incluido en el diagrama. El final te conduce a descubrir o tener una idea más aproximada de lo que podría ser tu *ikigai* o propósito de vida.

Te propongo dar importancia a lo que haces en cada momento, cualquier cosa, trascendental o irrelevante, disfrutar de cada acción o actividad, grande o pequeña, eso que permitirá desarrollar tu máximo rendimiento y te permitirá disfrutar igualmente de otro bonito concepto vital oriental: olvidar el paso del tiempo.

Volverte uno con lo que haces es un elemento esencial del ikigai y del nagomi.

¿Qué pinta la microbiota en todo esto? El eje microbiota-intestino-cerebro conecta el bienestar emocional con la salud de la microbiota y viceversa. Lo hace a través del nervio vago y de la producción de neurotransmisores, de ácidos grasos de cadena corta, contribuyen también otras moléculas neuroactivas que produce nuestra microbiota. Te hablé en detalle de todo ello en mi libro *Un intestino feliz,* repasaremos aquí su importancia y actividad.

Cierro este capítulo proponiendo algo para hoy: busca y encuentra algo que te haga feliz y disfruta plenamente haciéndolo, tu microbiota te lo agradecerá y en el contexto longevidad no te puedo asegurar que hayas añadido tiempo a tu existencia, pero ese momento será, sin duda, calidad de vida.

Apuntes sobre la digestión mental

- La digestión mental es la capacidad de digerir y manejar adecuadamente tu vida, ya que de no ser así terminará produciendo problemas de digestión intestinal.
- El bienestar subjetivo es el gozo de los sentidos y depende de lo que te rodea. La felicidad es el gozo del corazón, viene de dentro y solo depende de ti.
- Cada pensamiento y emoción es bioquímica. La generosidad, la empatía, el agradecimiento, la compasión, etc., son antiinflamatorios. El rencor, la envidia, la ira, la necesidad de venganza o cualquier otra maldad emocional son proinflamatorios. Elige qué quieres dejar en tu cabeza.
- El mismo patrón de desorden de microbiota en cada persona puede tener asociados problemas muy diferentes: digestivos, inmunológicos, metabólicos, endocrinos, etc., y todos ellos con un fondo común de distintas afectaciones emocionales. La disbiosis no es un diagnóstico, es una casilla de salida.
- La disbiosis causa inflamación crónica y la inflamación crónica causa disbiosis.
- Somatizar significa transformar involuntariamente problemas psíquicos o emocionales en síntomas físicos y orgánicos, que pueden variar mucho de unas personas a otras.

- Hay emociones que se expresan con síntomas físicos. El tratamiento, no siempre o no solo, ha de abordar el problema físico, hay que identificar cuál es el desorden emocional que subyace de fondo, estar dispuesto a reconocerlo como causa y desde ahí afrontarlo y evolucionarlo.
- *Nagomi* es la sensación de tranquilidad, equilibrio emocional, bienestar y calma. *Ikigai* es aquello que hace que valga la pena vivir la vida. Buscar ser uno con lo que haces en cada momento es un elemento esencial del *ikigai* y del *nagomi*.

3

Fomentar la química de la felicidad es tu mejor seguro antiestrés

Vivir con la ilusión de que algo bueno te está esperando a la vuelta de la esquina ilumina con brillantez cuanto existe en tu vida.

¡Son tantos los mortales que no pueden digerir la felicidad!
La felicidad no es cosa fácilmente digerible;
es, más bien, muy indigesta.
MIGUEL DE UNAMUNO

Estoy en absoluto desacuerdo con esta maravillosa frase de Unamuno, pero arranco con ella el capítulo de emociones porque siempre me ha llamado la atención la gran cantidad de personas que tienen la sorprendente y especial habilidad para martirizarse y atormentarse en circunstancias vitales bastante buenas. Desafortunadamente, en estos años he constatado en consulta el malvado impacto que esto tiene sobre la salud de su microbiota.

La microbiota se comunica con el cerebro por diferentes vías: inmunitarias, endocrinas, neuroactivas y metabólicas. El diálogo constante del eje microbiota-intestino-cerebro tiene como protagonistas muchas y muy diferentes moléculas neuroactivas, destacando entre ellas los neurotransmisores. Estos son esencialmente los responsables de tu estado de ánimo, emociones, pensamiento y comportamiento.

Los neurotransmisores son las palabras del sistema nervioso.

Estas maravillosas moléculas son los mensajeros químicos del sistema nervioso que, a modo de palabras, permiten tanto hablar a las células del sistema nervioso entre sí como transmitir información al resto del cuerpo.

Tus bacterias intestinales, si están bien, favorecen la producción y su normal actividad, y si están alteradas, el desorden asociado a la síntesis de los neurotransmisores puede afectar a tus sensaciones, a tu comportamiento afectivo, a tu atención, al nivel de ansiedad, al de sensación de miedo y a cómo manejas las situaciones estresantes.

Las emociones, nunca subestimes su poder

¿Sabes qué es y qué implica sentir una emoción en la mente y para el cuerpo? Las emociones son la forma natural en la que los seres humanos reaccionamos a lo que ocurre a nuestro alrededor, son la respuesta fisiológica, completamente normal del organismo frente a los estímulos, internos o externos, y a los cambios de nuestro entorno.

¡Las emociones son tu superpoder humano!

Podemos entender esta asociación estímulo-emoción con ejemplos sencillos como si al cruzar la calle oímos un claxon y el frenazo de un coche —estímulos externos— nos asustamos

—emoción—, o si recordamos algo muy bonito que pasó ayer —estímulo interno—, nos alegramos —emoción—.

Lo que te acabo de contar es la explicación de la asociación que se establece entre un estímulo y una emoción, dependiente de la cabeza, que en realidad es del sistema nervioso. Pero también el cuerpo responde a las emociones. Las partes a las que más afectan tus emociones son:

— Los músculos. «Siempre que estoy muy preocupada tengo más contracturas».
— Las articulaciones. «Con los nervios antes de un examen importante se me carga mucho la zona cervical».
— La garganta. «Cuando no sé cómo salir de una situación y estoy atascado, me cuesta tragar».
— El pecho. «Cuando tengo mucho estrés, siento como una opresión en el pecho».
— El estómago. «Cuando estoy enfadado, me duele más el estómago» o «Antes de entrar a una entrevista de trabajo tengo el estómago encogido».
— El intestino. «Cuando estoy estresada, la comida me sienta peor y se me hincha más la tripa».

Y, por supuesto, la microbiota. Te contaré con detalle en el libro mi experiencia profesional y todo lo que he estudiado acerca de las muchas formas en las que las emociones le afectan. Recuerda que estas las podemos manejar y gestionar para que no nos afecten negativamente o lo hagan lo menos posible.

Tus pensamientos y sentimientos controlan tu microbiota y esta a ellos

He hecho referencia a la higiene mental como uno de los pilares en los que se apoya el equilibrio de la microbiota. Vamos a desarrollar y a reflexionar acerca de este concepto. Para ello, te propongo empezar respondiendo a la siguiente pregunta: ¿qué pensamientos tienes en la cabeza?, o, mejor, ¿qué pensamientos permites que se queden en tu cabeza? Quiero que sepas que en el cuerpo cada pensamiento y emoción es bioquímica.

Si paras un momento y te observas, seguro que te das cuenta de que cada idea que pasa por tu cabeza hace que te sientas de forma muy diferente. Esto es porque, asociados a esa percepción y a ese sentimiento, el cuerpo produce unas u otras moléculas llamadas neurotransmisores. Ellos son los que están protagonizando esa conexión y esa percepción emocional, hablaremos mucho de ellos más adelante.

Concha era una mujer de cuarenta y ocho años. Trabajaba de directiva en una empresa multinacional en la que tenía mucha responsabilidad, pero que le permitía trabajar la mayor parte del tiempo *online*. Iba a la oficina solo un día a la semana o cada dos, dependiendo de las reuniones programadas con sus jefes de departamento.

Cuidaba mucho su alimentación, de la que era muy consciente, así como de mantener una vida físicamente activa. Hablaba de sí misma como una mujer con una vida tranquila, que definía como «bastante feliz».

Vino a la consulta por problemas de diarrea.

—Me da diarrea cuando tengo discusiones importantes con mis compañeros de trabajo, en especial con uno de ellos, que es un misógino y una persona muy tóxica —me dijo.

Cuando se ponía nerviosa y algunas veces sin relación emocional identificable, sufría de episodios de enrojecimiento y calor, principalmente en la barriga, en la zona del escote y en la cara, que cedían de manera espontánea en una o dos horas, pero que le incomodaban cada vez más.

Al hacer la historia clínica me contó que tenía algunas placas descamativas en la cabeza que habían sido diagnosticadas como dermatitis seborreica y que años atrás fueron mucho más importantes que ahora. Las había controlado casi por completo usando champús y acondicionadores de pelo sin sulfatos, ni siliconas ni parabenos.

El análisis de su microbiota era prácticamente normal, salvo que las bacterias neuroactivas estaban muy bajas. En ese contexto microbiológico bastante bueno, fue una sorpresa encontrar un sobrecrecimiento de bacterias gramnegativas portadoras de lipopolisacáridos.

Para resolver el cuadro clínico hicimos un tratamiento de estabilización básico, de la microbiota y del epitelio intestinal, y un abordaje específico del eje intestino-cerebro en el que, además de tomar probióticos neuroactivos y algo de fitoterapia, propuse a Concha iniciarse en el mundo de la meditación.

Tiempo después me dijo que meditar había supuesto «un hallazgo que había incorporado a su vida cotidiana, ya para siempre, porque le aportaba mucha paz y serenidad».

Si en tu vida y en tu cabeza fomentas la generosidad, la empatía, el agradecimiento, la compasión o cualquier otro sentimiento bondadoso, las moléculas que circulan por tu cuerpo son antiinflamatorias. Esa sí que es y será la mejor inversión en salud. En cambio, si te permites tener sentimientos como el rencor, la envidia, la ira, la necesidad de venganza o cualquier otra maldad afectiva que se te pueda ocurrir, lamento comunicarte que estás comprando inflamación, una mala inversión.

Nietzsche decía que un hombre incapaz de olvidar es un hombre con mala digestión mental.

La inflamación que se está generando en el cuerpo, si vives manteniendo y alimentando las emociones negativas, es devastadora para la microbiota, ya que la inflamación destruye parte de los grupos de microbiota que mantienen la homeostasis, las bacterias buenas, rompiendo el mágico equilibrio del ecosistema, fomentando su mal funcionamiento y favoreciendo el sobrecrecimiento de otros microorganismos patógenos que pueden hacerte daño si crecen por encima de su rango de normalidad. En cambio, si te esfuerzas por tener y mantener en tu vida sentimientos positivos, las moléculas que circulan por el cuerpo te ayudarán a modular la inflamación y con ello a estabilizar tu micromundo intestinal.

La microbiota determina y sufre tus emociones.

Esa conexión es bidireccional, lo que implica que también hay bacterias cuya actividad hace que te sientas mejor.

BACTERIAS CUYA ACTIVIDAD HA DEMOSTRADO QUE NOS HACEN SENTIR MEJOR

- Entre las que fomentan la producción de serotonina tenemos cepas de
  - *Christensenella minuta, Hafnia alvei, Klebsiella pneumoniae, L. plantarum, Lactococcus lactis, Morganella morganii, Streptococcus thermophilus, Turicibacter sanguinis, Dialister, Coprococcus, L. rhamnosus, E. coli.*
- Entre las que fomentan la producción de GABA tenemos cepas de
  - *B. adolescentis, B. angulatum, B. dentium, B. infantis, L. revis, L. buchneri, L. paracasei, L. plantarum, L. reuteri, L. rhamnosus, L. delbrueckii subsp. bulgaricus, Monascus purpureus, Streptococcus salivarius subsp. thermophilus.*
- Entre las que fomentan la producción de dopamina tenemos cepas de
  - *Bacillus cereus, Bacillus mycoides, Bacillus subtilis, E. coli, Hafnia alvei, Klebsiella pneumoniae, Morganella morganii, Proteus vulgaris, Serratia marcescens, Stafilococco aureus.*

- Entre las que fomentan la producción de noradrenalina tenemos cepas de
  - *Bacillus mycoides, Bacillus subtilis, E. coli, Proteus vulgaris, Serratia marcescens.*
- Entre las que fomentan la producción de acetilcolina tenemos cepas de
  - *Lactobacillus plantarum.*

La actividad específica de estas moléculas sobre el estado de ánimo es:

— Serotonina. Felicidad y alegría.
— Dopamina. Motivación, placer, atención y aprendizaje.
— GABA. Calma, paz y sosiego.
— Oxitocina. Vínculos emocionales y placer sexual.
— Endorfinas. Fomentan el buen humor y calman el dolor.
— Acetilcolina. Memoria, función cognitiva y actividad muscular.
— Cortisol. Hormona adaptativa y estimulante que te permite reaccionar y resolver. Es necesaria para afrontar la vida y vivirla con bienestar.
— Adrenalina. Respuesta de huida o lucha.
— Noradrenalina. Te mantiene en alerta.

Además, estas bacterias, cuya actividad específica modula la síntesis de neurotransmisores que mejoran el estado de ánimo, favorecen el mantenimiento de una microbiota más fuerte y estable como grupo, lo que implica que va a ser más resiliente al impacto del cortisol. El ecosistema intestinal también produce otras sustancias o metabolitos que contribuyen a tu salud física y emocional, lo iremos viendo en los próximos capítulos.

LAS MOLÉCULAS DE LA FELICIDAD SON NEUROTRANSMISORES ANTIESTRÉS

Hablemos de todas las moléculas que te ayudan a sentirte bien y que más eficazmente y mejor te van a ayudar también a manejar el estrés crónico. Verás que, para referirme a ellas, voy utilizando de manera indistinta las palabras «molécula», «hormona» y «neurotransmisor». Te explico la diferencia.

Las moléculas son sustancias con propiedades químicas determinadas. Un neurotransmisor es una molécula que, al ser liberada por una neurona, solo se comunica con la neurona que tiene al lado, y una hormona es una molécula capaz de comunicarse con las células de proximidad y, a través de la sangre, ir a cualquier parte del cuerpo y ejercer su acción sobre otras células alejadas del lugar donde se liberó.

Muchas de las moléculas de las que te voy a hablar son hormonas que se comportan como neurotransmisores, pero hay muchas más. Se estima que en el cerebro y en el resto del cuerpo hay más de cien diferentes que pueden actuar como neurotransmisores. Me voy a centrar solo en las principales.

Serotonina

Nos hace estar alegres y sentir felices.

Además de ayudarnos a estar «de buen humor», esta maravillosa hormona también está implicada en funciones tan diversas como el apetito, la digestión, el tránsito intestinal, el sueño, los ritmos circadianos, la temperatura corporal, la frecuencia cardíaca, la libido y la respuesta sexual, la coordinación del movimiento, el aprendizaje, la memoria y otros muchos matices de las emociones y del estado de ánimo.

En la sangre se almacena en las plaquetas, por lo que también su actividad está implicada en la coagulación sanguínea.

Existe evidencia de que igualmente contribuye a la proliferación y el desarrollo de las neuronas en los niños más pequeños, en los que el cerebro es aún inmaduro.

Una de las razones por las que podemos sentir muchas emociones desde la barriga, por ejemplo, el enamoramiento con «mariposas en el estómago», es porque en el cuerpo el 90 % de la serotonina circulante se sintetiza en el intestino, solo un 10 % se produce en el cerebro.

El triptófano es el aminoácido esencial que necesitamos para poder producir serotonina.

¿Cómo puedes sospechar que tus niveles de serotonina tal vez estén un poco bajos? Aunque quizás hay otras muchas razones implicadas, piensa en esta posibilidad si tienes mal humor por las mañanas, excesiva somnolencia durante el día, desmotivación, alteraciones del deseo sexual, sientes la necesidad de comer a cada rato, sufres desórdenes digestivos, tienes dificultad en el aprendizaje, trastornos de la memoria y la concentración, bajo umbral de dolor, tendencia a la ansiedad, a la depresión, inclinación a la agresividad o si estás de manera habitual demasiado irritable.

¿Cómo podrías fomentar la producción de serotonina?

— Consume alimentos ricos en triptófano. Por ejemplo, el huevo, las carnes blancas (principalmente pavo y pollo), los pescados azules (mejor consume los pequeños como sardinas, boquerones o arenques), la leche y los lácteos, los frutos secos (sobre todo nueces, almendras, avellanas, pistachos y cacahuetes), el plátano, el aguacate, los cereales integrales (arroz, avena y amaranto), las semillas (sésamo, calabaza, girasol y ajonjolí), las legumbres (sobre todo garbanzos y soja), las patatas, el cacao, etc.
— Practica ejercicio con regularidad y si es al aire libre, mejor.
— Siempre que puedas, date baños de naturaleza sin música de fondo y en un entorno con el menor ruido posible. Y si te descalzas cuando estés en la playa, en el campo o en la montaña, mejor aún.
— Medita, haz *mindfulness,* practica la respiración consciente, reza... o lo que prefieras.
— Sé positivo. Fomenta los pensamientos y las emociones que te hagan sentir bien y no te atasques en las malas sensaciones o en los sentimientos que te revuelvan afectivamente y que puedan hacer o hacerte daño.
— Agradece, cada día y siempre que tengas ocasión de hacerlo.

— Exponte al sol, al principio y al final del día, y hazlo sin protector solar en estos tramos horarios.
— Haz todo lo posible por llevar un horario estable para acostarte y levantarte y asegura una buena calidad de sueño.

Dopamina

Es la molécula del placer y la motivación.

La dopamina tiene un papel crucial en casi todas las funciones cognitivas. Su actividad determina aspectos tan esenciales de nuestra vida como la motivación, la recompensa, la emotividad, la afectividad, la atención, y contribuye a matices tan importantes del comportamiento como la flexibilidad o la discriminación de estímulos e inhibición de determinadas respuestas. Está implicada también en el sueño, el movimiento y el control de la actividad motora y en la producción de leche materna.

Es muy interesante en los mecanismos del aprendizaje, ya que actúa como un reforzador. Cuando ocurre algo nuevo que nos agrada o satisface, se produce una descarga de dopamina que, en el cerebro, facilita establecer una asociación entre el estímulo, la conducta que lo provocó y las consecuencias placenteras derivadas del mismo, para así intentar repetirlo siempre que podamos y asegurarnos una y otra vez la recompensa del placer asociado a esa situación. Un ejemplo es la compulsión por comer dulces. Cuando comes por primera vez algo dulce, te gusta y, además, escuchas de tu entorno «lo rico que está», se va reforzando la sensación agradable asociada y se va fortaleciendo en tu cabeza el circuito de recompensa que asocia comer dulce con algo placentero.

Otro bonito ejemplo es que la dopamina nos hace sentir el placer y la euforia que implica encontrarse con la persona amada, buscando estar a su lado y disfrutar de su compañía todo el tiempo posible. ¡Cuidado!, la búsqueda continua de los estímulos que activan los gratificantes circuitos de recompensa alimentados por la dopamina puede favorecer el desarrollo de las adicciones. Ejemplos más duros de adicciones dopaminérgicas son el consumo de alcohol, las drogas, el tabaco o el juego.

Se sintetiza en el cerebro, la médula espinal y las glándulas suprarrenales, y el aminoácido que necesitamos para que el cuerpo pueda producirla es la L-tirosina.

¿Cómo puedes sospechar que tus niveles de dopamina tal vez estén bajos? Aunque podría haber otras razones implicadas, piensa en esta posibilidad si tienes mucha fatiga, falta de motivación, dificultad para concentrarte, cambios en el apetito, tendencia a la depresión. Los casos más extremos se asocian a la aparición de temblores.

¿Cómo se puede fomentar su producción?

— No hay alimentos especialmente ricos en dopamina, por lo que para que el cuerpo la produzca incrementa la ingesta de sus aminoácidos precursores, que son la tirosina o la fenilalanina (que, mediante una reacción, se transforma en tirosina). Los alimentos ricos en tirosina son el chocolate, la sandía, las almendras, los plátanos, los aguacates, la carne (sobre todo la roja y algo menos la blanca), el huevo, el té verde, los lácteos (especialmente el queso), los arándanos o las legumbres, principalmente la soja y sus derivados como el tofu o el *tempeh*.

— Evita el azúcar, los refrescos de cola y todos los alimentos o bebidas que pueden generar adicción.
— Coopera con tu entorno familiar y social, sin compararte con él.
— Escucha música, en especial tu favorita.
— Agradece siempre. Practicar la gratitud de forma proactiva es una costumbre muy dopaminérgica.
— Permítete el lujo de disfrutar de los pequeños placeres de la vida.
— Logra algo. Ten objetivos, planea y pon en marcha las estrategias, asequibles para ti, que necesitas para conseguirlos. Completa las tareas que te propongas hacer.
— Aprende algo nuevo cada día.
— Practica yoga, taichí, *chi kung*, etc.
— Enamórate y haz lo posible por mantener vivo ese sentimiento. La sensación de placer asociada es tremendamente dopaminérgica.
— Fomenta el autocuidado.

GABA

Nos aporta serenidad, sosiego y paz.

El GABA o ácido gamma-aminobutírico es un aminoácido que actúa como un neurotransmisor que regula la actividad cerebral. Es una molécula inhibidora. Reduce la excitabilidad del impulso nervioso de las neuronas e induce a la calma y la relajación.

Su actividad está implicada en el pensamiento, el aprendizaje, la memorización, la conciencia de tu entorno, el sentido de la realidad y también en importantes matices del comportamiento como la respuesta al estrés o el manejo de la ansiedad y del miedo.

Te ayuda a relajar el tono muscular y se han demostrado actividad GABAérgica en órganos tan diferentes como el intestino, el estómago, el páncreas, las trompas de Falopio, el útero, el ovario, los testículos, el riñón, la vejiga, el pulmón o el hígado.

Los niños tienen mayores concentraciones de GABA porque potencia la síntesis de la hormona del crecimiento y tiene un papel relevante en el desarrollo del cerebro y en la creación de nuevas conexiones neuronales, lo que facilita la progresión de su aprendizaje. A medida que envejeces, la reducción de los niveles de GABA se asocia a la pérdida de coordinación y alteración de muchas de tus facultades cognitivas.

Se sintetiza en el cerebro y en el cerebelo a partir del ácido glutámico, con la intermediación necesaria de la vitamina B6.

¿Cómo puedes sospechar que tus niveles de GABA quizás estén algo bajos? Aunque podría haber otras razones implicadas, piensa en esta posibilidad si tienes problemas para dormir, mala calidad de sueño, desórdenes digestivos, muchos síntomas premenstruales o tendencia a la irritabilidad, ansiedad o a la depresión.

¿Y cómo podrías fomentar su producción?

— Consume alimentos que de forma natural contengan GABA. Son el té, sobre todo el verde y el *oolong*, los lácteos fermentados, las semillas de chía, los germinados de arroz integral, el mango, el salmón, la patata, el tomate, las espinacas, los champiñones, los boniatos, la soja, las castañas, crucíferas como el brócoli o la col, legumbres como alubias, guisantes o lentejas y frutos secos como avellanas o semillas de girasol.
— Disfruta del silencio.
— Practica ejercicio con regularidad.
— Duerme bien y el número de horas adecuadas.
— Limita el consumo de excitantes como el alcohol o el exceso de cafeína.

Oxitocina

Fortalece los vínculos emocionales y es la hormona responsable del placer sexual.

Modula muchos comportamientos sociales y sentimentales, fomenta la empatía, la confianza y la generosidad. Es un magnífico antídoto frente al estrés y modula el umbral del dolor. Contribuye a fortalecer los vínculos emocionales y el apego familiar porque nos hace sentir cariño por las personas con las que convivimos. Influye en el enamoramiento. Es la molécula que se libera durante el orgasmo, y el responsable de la sensación de placer en el hombre y en la mujer.

Es la encargada de poner en marcha las contracciones uterinas del parto y estimula la glándula mamaria para que produzca leche, posibilitando así la lactancia. Su presencia en el organismo durante el parto y lactancia fortalece los lazos maternales.

Se produce en el cerebro —concretamente en el hipotálamo, liberándose a la sangre a través de la hipófisis—. Está formada por nueve aminoácidos.

¿Cómo puedes sospechar que tus niveles de oxitocina están bajos? Aunque podría haber otras muchas causas, el déficit de esta hormona se asocia con la calidad del apego emocional y con una disminución de la motivación para interactuar con nuestros seres queridos. Puede contribuir a aumentar la tendencia a la ansiedad y depresión, al mal manejo del estrés y a determinadas disfunciones sociales. Se relaciona con la agresividad en las personas que padecen un trastorno límite de la personalidad y con los trastornos de la conducta alimentaria.

¿Y cómo es posible fomentar su producción?

— Es la hormona de los abrazos. ¡Abraza cada día! Hazlo de forma consciente, con las manos abiertas y durante al menos cuatro o cinco segundos.
— Fomenta una vida social y familiar placentera. Comidas agradables con amigos, sin prisa y con sobremesa, o una tranquila y cálida conversación con tu madre o tu pareja son buenos productores de oxitocina.
— Pasa tiempo con las personas a las que quieres.
— Ayuda a los demás. La generosidad fomenta la em-

patía y ambas contribuyen a liberar esta placentera hormona.

— Medita y practica yoga.
— Fomenta el contacto físico. Te propongo acariciar a tu pareja, a tus hijos o a tu mascota.
— Ríe y llora, lo que sea necesario en cada momento.
— Escucha música tranquila, que te guste especialmente.
— Duerme bien y el número de horas adecuadas.

Endorfinas

Fomentan el buen humor y alivian el dolor.

Fomentan la sensación de bienestar, calman el dolor y contribuyen a eliminar el malestar, modulan la ansiedad y podemos decir que nos protegen de la depresión. También contribuyen a estar alegres, incluso eufóricos. Están implicadas en el enamoramiento y el placer. Nos ayudan a manejar adecuadamente el estrés. Aumentan la confianza y nos ayudan a fomentar la autoestima.

Son potentes analgésicos naturales que nos alivian el dolor. Las endorfinas son proteínas pequeñas que se producen en el cerebro, donde se unen con los receptores opioides. Tienen una estructura química muy similar a la morfina, por lo que podemos decir que son nuestros particulares narcóticos endógenos.

También tienen actividad sobre el sistema inmunitario, modulan la respuesta inflamatoria y regulan la sensación de hambre.

El cerebro —en la hipófisis y en el hipotálamo— produce veinte tipos diferentes de endorfinas.

¿Cómo puedes sospechar que tus niveles de endorfinas están bajos? Aunque podría haber otras muchas razones, su déficit puede fomentar la ansiedad, los estados de depresión y el desequilibrio emocional.

¿Cómo puedes fomentar la producción de endorfinas?

— Los alimentos que contribuyen a liberarlas son el cacao y las comidas picantes, también los que son ricos en omega 3, como los frutos secos o el pescado azul. Las espinacas, la leche y algunos cereales, como el trigo, la cebada y el centeno, contienen péptidos opioides.
— El ejercicio de fuerza.
— La risa es una grandísima liberadora de endorfinas. También puedes gritar, no hablo de gritar a alguien, sino de gritar tú solo, por ejemplo, en la montaña, donde no te escuche nadie.
— La meditación.
— Baila, escucha música y aprende a tocar un instrumento musical.
— Recuerda momentos placenteros y compártelos hablando de ellos con tus seres queridos.
— Asegura un sueño de calidad, al menos siete horas diarias.
— Un masaje placentero.
— Haz un voluntariado o cualquier actividad altruista.

Acetilcolina

Memoria, función cognitiva y actividad muscular.

Mantiene viva la memoria, facilita la atención y los procesos de aprendizaje, es fundamental para una normal función cognitiva y está implicada en la calidad de sueño.

Facilita la actividad y contracción de los músculos. Junto a la dopamina, fortalece la actividad de los circuitos cerebrales implicados en los mecanismos de recompensa.

Su función en el aparato digestivo es la de facilitar la motilidad y el peristaltismo gastrointestinal, así como la secreción glandular. Aumenta el tono de la musculatura de la pared, sobre todo del intestino delgado.

Tiene también efecto sobre la función sexual eréctil, en la coordinación neuromuscular necesaria para poder orinar y en la función pulmonar.

Podemos resumir su actividad diciendo que usas la acetilcolina para preparar a tu cuerpo para recordar y aprender, alimentarse y digerir, reproducirse y descansar.

Se sintetiza a partir de la colina y del acetil-Co, para su producción son necesarias las vitaminas C y B, y también los minerales zinc y calcio. Las bacterias intestinales producen vitaminas B, lo que contribuye a la estabilidad de sus niveles.

Los fármacos antihistamínicos reducen su actividad.

¿Qué síntomas te pueden hacer pensar que la tienes baja? Aunque hay otras causas, su déficit genera fallos de la memoria. En la musculatura puede aparecer debilidad o distonía, que es la alteración que puede provocar desórdenes involuntarios e incontrolados de su movilidad. También puede haber cierta inestabilidad postural y temblor. ¿Cómo incrementar la síntesis de acetilcolina?

- La histamina aumenta su actividad. Los alimentos más ricos en histamina son los quesos y embutidos curados, los alimentos fermentados, los encurtidos, las conservas ahumadas de pescado (sobre todo azul), los crustáceos y ciertas hortalizas como el tomate o la berenjena.
- Alimentos ricos en vitaminas B, como proteína animal (carne, pescado, huevo, etc.), legumbres, cereales integrales, frutos secos (nueces, avellanas y cacahuetes) y semillas (lino y pipas de calabaza o de girasol).
- Maneja adecuadamente el estrés para que no bajen tus niveles de acetilcolina.

Las moléculas del agobio y de los nervios son neurotransmisores proestrés

La forma en la que el cuerpo responde al estrés es autolimitada. Esto implica que, una vez entendemos que la situación complicada o amenazante se ha resuelto, el cortisol y la adrenalina bajan y se recupera la actividad normal.

Este grupo de moléculas, aun siendo imprescindibles igual que las anteriores, pueden complicar mucho nuestro estado de ánimo si su nivel en sangre aumenta y sobre todo si se mantiene alto mucho tiempo. En este momento es cuando empiezan los problemas.

Cortisol

El cortisol no es el demonio. Es la respuesta a los estímulos que nos permite reaccionar y resolver.

El cuerpo produce cortisol cuando se enfrenta a una situación estresante y es bueno porque permite que te mantengas activo cuando tienes que resolver una situación complicada, como estar despierto y atento justo antes de dar una conferencia.

El cortisol es una hormona adaptativa, estimulante y necesaria para afrontar la vida y vivirla con bienestar.

Que nadie se confunda demonizando el cortisol. Necesitamos concentraciones adecuadas y de forma estable de esta hormona para asegurar un normal desarrollo y actividad, tanto de nuestras funciones neurológicas como de procesos cognitivos tan importantes como el aprendizaje o la memoria. Y es aquí donde una vez más la microbiota nos ayuda.

Nuestro micromundo intestinal modula la comunicación del intestino con el cerebro y contribuye a estabilizar la producción normal de cortisol. El problema empieza cuando hay un exceso y este se mantiene en el tiempo. En las situaciones de estrés crónico el cuerpo puede sufrir muchos y muy diferentes síntomas físicos, excesivo cansancio y sensación de falta de energía, ansiedad y depresión, problemas de concentración, dolores de cabeza, rigidez, tensión, dolor o contracturas musculares, problemas de sueño, aumento de peso, alteraciones del tránsito intestinal, etc.

ADRENALINA Y NORADRENALINA

Nos ayudan a estar alerta y activos.

La adrenalina y la noradrenalina, también llamadas epinefrina y norepinefrina, son hormonas que nos permiten reaccionar rápidamente ante las situaciones de peligro, preparando al organismo para la reacción de huida, lucha, etc. Actúan también como neurotransmisores, por lo que su actividad está implicada en la memoria, la motivación, el sueño y en tu capacidad de ser eficiente y productivo.

¿Dónde se producen? Pertenecen al grupo de las catecolaminas y se sintetizan en las glándulas suprarrenales a partir del aminoácido tirosina.

El aumento de su nivel en sangre afecta a distintos órganos como el corazón, que incrementa su frecuencia de latido y también la tensión arterial; a los pulmones, donde hace que respiremos más deprisa; a los ojos, que se dilatan sus pupilas; a los riñones, donde se contraen los esfínteres, pudiendo provocar retención urinaria; sube la temperatura corporal y produce un aumento del azúcar en sangre —hiperglucemia—.

Además de todo lo que ocurre en el cuerpo, tienen también un efecto indirecto sobre el sistema nervioso central, siendo responsables, si se mantienen altas, de dolor de cabeza, nerviosismo y temblor.

Cuando el cerebro recibe un estímulo, como defendernos de una agresión, huir de una situación de riesgo o un fuerte choque emocional, tu cuerpo se activa y «da la orden» a las glándulas suprarrenales de producir adrenalina y noradrenalina.

Qué hacer y qué comer para sentirte mejor

Si tus niveles de estrés y, como consecuencia, de cortisol, adrenalina, etc., están muy altos y se mantienen así mucho tiempo, ¿qué puedes hacer para bajarlos? Te recomiendo poner en marcha y practicar la mayor parte que puedas de los recursos que te he propuesto para fomentar la síntesis de serotonina, dopamina, GABA, oxitocina y endorfinas. Estas moléculas son antagonistas del cortisol, de la adrenalina y la noradrenalina. Si fomentas la presencia de unas, contrarrestas el exceso de otras.

«Sé selectivo con tus batallas.
Tener paz es mejor que tener razón». Buda

El estilo de vida es tu herramienta más eficaz para modular tu microbiota intestinal y fomentar en el cuerpo la presencia de las moléculas de la felicidad.

Además de la dieta, el ejercicio, los buenos hábitos de sueño, etc., de los que ya hemos hablado y a los que volveré al final del libro, es interesante destacar aquí algo de tu alimentación, que seguro te sorprenderá. ¿Sabes cuál es la dieta que más te ayuda a fomentar el bienestar y la felicidad, los alimentos que contribuyen más eficazmente a modular tu ansiedad y a manejar el estrés? Aunque seguro que inmediatamente has pensado en los carbohidratos, no es así. La ciencia demuestra que aumentar el consumo de grasas y proteínas contribuye a reducir la ansiedad y la depresión, mientras que el consumo de mayor cantidad de carbohidratos fomenta el estrés, la ansiedad y la depresión.

Cambiar la dieta permite modificar tu estado de ánimo y hacerte sentir más feliz.

¡Cuidado!, porque si cuando estás bajo de ánimo buscas un refugio rápido y tienes una sensación de recompensa inmediata comiendo chucherías dulces, en realidad solo estás fomentando que se mantenga la ansiedad. Te propongo reconducir el impulso. En esos momentos procura consumir grasas de calidad como frutos secos, aceitunas o semillas, o proteínas de calidad como queso, fiambres sin aditivos, huevos o tofu. Nada va a cambiar de la noche a la mañana, pero si estás atento, irás notando que este cambio te ayudará a empezar a sentirte mejor.

Quique era un chico de veinticuatro años que vino a la consulta porque cuando estaba cansado, que era muy a menudo, notaba la tripa peor. A veces era molestia o dolor; otras, distensión y gases o digestiones más pesadas. El tránsito intestinal era estable, pero en ocasiones tenía un poco de diarrea y otras estaba dos días sin ir al baño.

El cuadro de síntomas digestivos variaba bastante, dependiendo del cansancio y del estado de ánimo. Cuando estaba peor físicamente, también se notaba más desmotivado y algo más irascible.

Era muy buen estudiante, había cursado simultáneamente dos carreras y acababa de empezar a trabajar. Aquel momento de su vida, por su carácter responsable, era un poco estresante.

Se alimentaba muy bien, en su casa siempre había comida sana. Sus padres eran grandes cocineros y él mismo hacía ya años que también cocinaba, aunque no tan bien, pero siempre «comida verdadera», me decía.

Le aburría el gimnasio, pero le encantaba correr. Esto le permitía, además de mantenerse en forma, «soltar mucha adrenalina». Había corrido ya una media maratón en la San Silvestre vallecana y, en dos o tres años, su sueño era hacer la maratón de Nueva York.

Se preparaba a conciencia para conseguirlo, pero utilizando guías y siguiendo tutoriales de internet sin una supervisión de entrenamiento global muy profesionalizada.

Al llegar a la parte de la historia clínica en la que hablamos del patrón nutricional, constaté que hacía una dieta completa y bastante variada. Aunque me explicó que, en torno a los entrenamientos, siempre forzaba la ingesta de hidratos de carbono, principalmente arroz —blanco— y pasta —de trigo duro—, y notaba que esta última cada vez le sentaba peor y no le daba mucha energía.

En su estudio de microbiota no había carga ni sobrecrecimiento de ningún microorganismo patógeno facultativo, pero sí déficit en la microbiota buena, sobre todo de una bacteria llamada *Akkermansia muciniphila,* que es una gran estabilizadora del metabolismo, especialmente de las glucemias. También tenía muy bajitas las bacterias neuroactivas, lo que fomentaba su labilidad emocional.

El apoyo de un profesional fue imprescindible para ajustar la nutrición a la demanda física de sus entrenamientos. La ingesta que tenía, casi exclusiva de carbohidratos simples y refinados, empezó a diversificarse y a introducir algunos más complejos, que notaba que le sentaban mejor, también a nivel de retorno energético.

Con la recuperación de su microbiota, el cambio nutricional y el orden profesionalizado de sus entrenamientos mejoró mucho físicamente, sus síntomas y rendimiento deportivo, y poco a poco notó que también estaba más tranquilo y menos irascible.

Apuntes sobre cómo fomentar la química de la felicidad es tu mejor seguro antiestrés

- En circunstancias buenas, la habilidad que tienen algunas personas para martirizarse y atormentarse, además de destrozar su paz y alegría, tiene gran impacto sobre la salud de su microbiota.
- La microbiota se comunica con el cerebro por diferentes vías: inmunitarias, endocrinas, neuroactivas y metabólicas, y los neurotransmisores son las palabras del sistema nervioso.
- Las emociones son su superpoder humano. Está en tu mano manejarlas para que te afecten negativamente lo menos posible.

- En tu cuerpo, cada pensamiento y emoción es bioquímica.
- Neurotransmisores de la felicidad:
  - Serotonina. Te hace sentir alegre y feliz.
  - Dopamina. Es la molécula del placer y la motivación.
  - GABA. Te aporta serenidad, sosiego y paz.
  - Oxitocina. Fortalece los vínculos emocionales, es la hormona del placer.
  - Endorfinas. Fomentan tu buen humor y alivian el dolor.
- Neurotransmisores del agobio y del estrés:
  - Cortisol. No es el demonio, es la respuesta a los estímulos que te permite reaccionar y resolver.
  - Adrenalina y noradrenalina. Te ayudan a estar alerta y activo.
- El estilo de vida, la dieta, el ejercicio y los buenos hábitos de sueño son tus herramientas más eficaces para modular la microbiota y fomentar en el cuerpo la presencia de las moléculas de la felicidad.

4

¿Sabías que tu cerebro también se inflama?

Tu memoria es selectiva. Juega con ella y optimízala para recordar solo lo bueno. Deja ir sin atascos emocionales lo que te removió, vive con prudencia el presente y desafía con optimismo lo que ha de venir.

Lo que importa no es lo que te sucede,
sino cómo reaccionas a lo que te sucede.
EPICTETO

Es habitual que en la consulta, cuando hablo a mis pacientes de neuroinflamación, me pregunten asustados:

—Pero ¿la neuroinflamación significa inflamación del cerebro?

—Sí, así es, y podría ser un problema, pero solo si no haces nada —les respondo.

Muchas circunstancias desordenadas en el organismo pueden favorecer el desarrollo de la neuroinflamación. En este capítulo iremos viendo todo lo que puedes hacer para evitarla y revertirla. Una vez más, la buena noticia es que está en tu mano fomentar la estabilidad y el normal funcionamiento del sistema nervioso o, dicho de otra forma, también está en tu mano promover la neuroprotección.

Las todopoderosas neuronas

Empecemos por el principio. En el cuerpo, el sistema nervioso lo ordena, coordina y controla todo. De él depende tu capacidad para percibir, ver, oír y oler todo lo que te rodea; de él depende tu habilidad para reconocer dónde estás y recordar que ya has estado allí antes. Hasta la capacidad de preguntarte dónde estoy depende de tu sistema nervioso.

Cuando hay una situación de peligro, por ejemplo, fuego en la cocina, tu capacidad para procesar conscientemente la amenaza y salir corriendo para buscar un extintor también depende del sistema nervioso. En ese momento, se activan respuestas involuntarias, como un aumento de la frecuencia cardíaca y del flujo sanguíneo en los músculos, para ayudarte a hacer frente a la situación que has percibido de peligro.

La célula más importante del sistema nervioso, que no la única, es la neurona. Aunque las podemos clasificar de muchas formas, es práctico hacerlo desde su actividad:

— Neuronas motoras. Transmiten las señales enviadas por el SNC o sistema nervioso central y coordinan las funciones físicas de tu organismo.
— Neuronas sensitivas. Transmiten diferentes señales del cuerpo, como el tacto, la postura, el dolor y la temperatura, hacia el SNC. El aprendizaje, la memoria, la cognición y el mundo de tus pensamientos, sentimientos y emociones dependen de ellas.

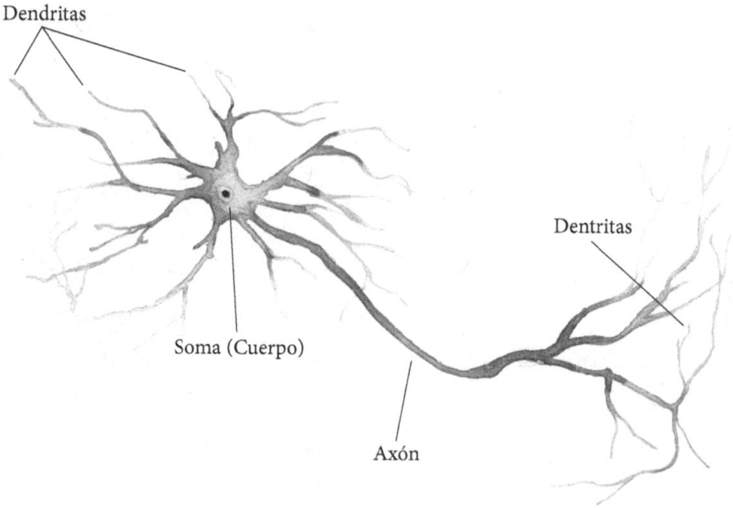

La neurona es la célula nerviosa más importante. Tiene tres partes: el cuerpo o soma, el axón y las dendritas.

Además de en el cerebro, tienes neuronas en muchas partes del cuerpo. En el organismo, el sistema nervioso está formado por diferentes estructuras:

— El sistema nervioso central es tu unidad central de procesamiento, el lugar donde se realiza todo el análisis de la información. Está formado por:
  - El cerebro, al que también llamamos encéfalo.
  - La médula espinal.

— El sistema nervioso periférico, que tiene dos componentes principales:
  - Los nervios craneales, también llamados pares craneales porque son dobles. Salen del cerebro por el lado derecho e izquierdo de la cabeza, bajan por el cuello e inervan la cara y diferentes órganos y teji-

dos. Uno de ellos es el maravilloso nervio vago, del que te hablaré más adelante.
  - Los nervios espinales, que salen de la médula espinal y llegan a todas las partes del cuerpo.

— El sistema nervioso entérico. Este es el cerebro que tienes en la tripa. Está formado por neuronas, exactamente iguales que las que hay en el cerebro. Solo en el intestino tienes unos trescientos millones de neuronas a las que acompañan unos mil millones más de células nerviosas que sirven de soporte estructural y metabólico a las neuronas.

Tienes tantas neuronas en la tripa como en toda la médula espinal.

Todos los sistemas nerviosos del cuerpo, aunque anatómicamente están separados, funcionalmente están conectados entre sí, continuamente y en tiempo real, lo que les permite actuar y trabajar como uno solo.

Las neuronas, como célula principal del sistema nervioso, tienen tres funciones básicas:

— Recibir información en forma de señales.
— Procesar las señales recibidas y determinar qué hacer, si la información debe o no ser transmitida.
— Comunicar la información, en forma de señales, a otras células, como los músculos, las glándulas u otras neuronas.

La actividad de las neuronas genera señales eléctricas, llamadas potenciales de acción, que les permiten transmitir información rápidamente y a muy larga distancia.

¿Sabes cómo se comunican las neuronas? Estas increíbles y todopoderosas células nerviosas no están físicamente unidas unas a otras, no se tocan. Entre ellas hay unos pequeños espacios, llamados sinapsis, que es donde establecen la conexión y transmiten la información.

De acuerdo a su actividad las neuronas pueden estar en estado de reposo o activas, dependiendo de la cantidad de impulsos eléctricos y químicos que transmiten.

En los espacios de conexión entre las neuronas o espacios simpáticos, la información se transmite gracias a los neurotransmisores. La neurona que transmite la información se va cargando de electricidad y en un momento determinado suelta un impulso eléctrico que permite liberar a la sinapsis los neurotransmisores. Estos son captados por los receptores específicos que tiene la neurona postsináptica, que a su vez transmite a otra o a otras, estableciéndose así una red de comunicación que habla con tu cuerpo y lo escucha en milisegundos.

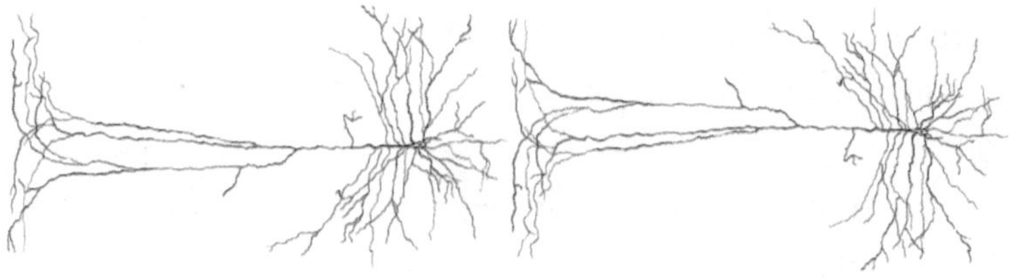

Red neuronal. Las neuronas son células nerviosas que en realidad no forman una red como tal, porque aunque se comunican de manera activa entre ellas, están separadas unas de otras. En el sistema nervioso todas las células nerviosas forman un bosque neuronal interconectado por unos pequeños espacios de comunicación llamados sinapsis.

El cerebro puede renovarse y regenerarse

Antiguamente se pensaba que el número de neuronas que teníamos en el cerebro era estable. Al ser un tipo de célula tan especializada, creíamos que no se podían regenerar. Hace ya muchos años que sabemos que no es así. El tejido nervioso es un sistema dinámico, adaptable y flexible.

Las células del sistema nervioso son capaces de modificar su estructura y actividad para formar nuevas conexiones nerviosas. Esto ocurre a lo largo del crecimiento, desarrollo y maduración del cerebro, pero también como respuesta a muchos y muy diferentes estímulos: una información nueva, la estimulación sensorial, la experiencia, la disfunción o porque se necesita recuperar una lesión o una zona dañada en el cerebro. Este proceso se llama neuroplasticidad.

Es una característica fundamental del cerebro humano que le permite aprender, recordar y aplicar ese conocimiento en el futuro. La neuroplasticidad nos permite adaptarnos a las circunstancias y cambios de nuestro entorno, manteniendo un cerebro sano y funcional.

La neuroplasticidad es posible de tres formas:

- Anatómica. Las neuronas pueden modificar su actividad, generando brotes de axones nuevos o expandiendo o aumentando la cantidad y extensión de sus dendritas.
- Bioquímica. La comunicación entre las neuronas puede modificarse, aumentando la síntesis y liberación de neurotransmisores y mejorando la eficiencia en la transmisión del impulso nervioso.

— Metabólica. La neuroplasticidad también es posible gracias a las fluctuaciones de la actividad metabólica. Por ejemplo, el consumo de glucosa y oxígeno en el cerebro varía en respuesta a la experiencia. Cuando ya sabes conducir, el cerebro consume menos oxígeno y menos glucosa que cuando estás aprendiendo.

¿Sabes cuáles son las partes del cerebro en las que los adultos tenemos mayor neuroplasticidad? El hipocampo y la mucosa olfatoria.

— El hipocampo es una zona que tiene forma de caballito de mar en la que se procesa el aprendizaje y consolida la memoria. El hecho de que sea una zona con gran neuroplasticidad indica que, si la mantenemos estimulada y activa, siempre podemos estar aprendiendo cosas nuevas, sin olvidar las que ya sabemos. Con la experiencia, las conexiones neuronales se fortalecen y eso nos permite incorporar, recordar y aplicar los conocimientos adquiridos en el futuro.
— Hacia dentro, en la parte posterior y más alta de la nariz, está la mucosa olfatoria. Tiene terminaciones nerviosas de neuronas sensitivas olfativas capaces de reconocer los olores. La neuroplasticidad de esta zona te permite, por ejemplo, recuperar el olfato que pudo quitarte una infección por coronavirus (COVID), estimulándola con la exposición repetida a olores ya conocidos. Es lo que se llama la terapia olfativa o entrenamiento olfatorio. Consiste en exponer a una persona a cuatro o seis olores, que haya

conocido previamente, para estimular la memoria olfatoria y que recupere el olfato perdido.

A medida que envejecemos, la plasticidad neuronal disminuye, lo que hace que la función cognitiva se vaya deteriorando. Pero te voy a dar una buena noticia: la neuroplasticidad se puede mantener activa si la estimulas. Físicamente, se estimula con el ejercicio y también se puede hacer estimulación sensorial e intelectual: haz sudokus, recita el alfabeto al revés, memoriza una poesía, entra en la ducha con los ojos cerrados y no los abras hasta que termines y hayas vuelto a poner la toalla en el toallero, aprende un idioma nuevo, a tocar tu instrumento musical favorito, etc.

Tienes un cerebro en la barriga

El sistema nervioso entérico tiene neuronas ubicadas en todo el aparato digestivo, desde el esófago hasta el ano, formando una red ininterrumpida de ganglios y fibras nerviosas.

El normal funcionamiento de las funciones intestinales está regulado por la continua interacción entre la microbiota y las neuronas entéricas, ambas se comunican a través de moléculas y receptores específicos.

Las neuronas entéricas, de acuerdo a su actividad, pueden ser:

— Neuronas motoras. Su actividad permite controlar el movimiento gastrointestinal, regulando la contracción de los músculos de la pared. También controlan y aseguran la función secretora, por ejemplo, de los enzimas digestivos; la absorción, por ejemplo, de los nutrientes, y el normal flujo sanguíneo de todo el aparato digestivo.

— Neuronas sensitivas. Encargadas de liberar dos tipos de moléculas muy importantes:
  - Citoquinas. Son moléculas que regulan la inflamación y la actividad local del sistema inmunitario.
  - Neurotransmisores. Serotonina, dopamina, GABA, oxitocina, etc. Ya te he hablado de ellos, recuerda que el 90 % de la serotonina que hay circulando en todo tu cuerpo la producen estas neuronas.

Las neuronas sensitivas que tienes en la barriga permiten al intestino sentir, aprender, recordar, etc.

Los desórdenes de microbiota perturban el diálogo de tus bacterias con las neuronas de tu intestino, alterando su normal funcionamiento. ¿Qué consecuencias tiene? Muchas.

— Motoras. Diarrea, estreñimiento o alternancia de ciclos de ambos, digestiones pesadas, malabsorción de nutrientes, etc.

— Sensitivas. Dolor de barriga, pérdida del apetito, no tener nunca sensación de saciedad, etc. Pero también podríamos hablar aquí de esa diarrea que te provoca una preocupación o de la sensación de vacío en el estómago justo antes de hacer frente a una situación difícil.

Todos estos síntomas clínicos tienen un común denominador: la inflamación.

¿CÓMO PUEDES MANEJAR LA INFLAMACIÓN DEL SISTEMA NERVIOSO?

La neuroinflamación en el intestino y el cerebro tiene diferentes grados de intensidad y de consecuencias asociadas.

— La inflamación del cerebro más severa e importante está causada por infecciones (encefalitis o meningitis), lesiones cerebrales traumáticas o accidentes cerebrovasculares (hemorragia o ictus). En todos estos casos son tus médicos quienes deben intervenir para ayudarte.

— Hay otras muchas circunstancias, como una microbiota desordenada, una dieta poco saludable, la exposición a toxinas ambientales, el sedentarismo, una mala calidad de sueño, el estrés crónico asociado a problemas personales, familiares o laborales, etc., que pueden dar lugar a una inflamación de menor intensidad, pero que te recomiendo no obviar. Revertir la neuroinflamación de bajo grado implica necesariamente entender qué la originó y enfocarte para ir ordenando todos los factores desencadenantes.

Tus bacterias intestinales hablan con el sistema nervioso

En el cuerpo, en general, y también en el cerebro, uno de los pilares más importantes que determina y regula cuál es tu nivel de inflamación son las bacterias del intestino. ¿Cómo es esto posible? ¿Cómo lo hacen? Tu microbiota trabaja para ti de muchas formas, y una especialmente valiosa es su capacidad de producir sustancias o moléculas con actividades muy diferentes.

En el intestino las bacterias hablan y se relacionan de forma directa con tus neuronas locales, las que llamamos neuronas entéricas, pero también lo hacen de manera indirecta con tus neuronas centrales, las que tienes en el cerebro.

Una microbiota ordenada produce cientos de moléculas beneficiosas que, entre otras acciones, permiten establecer un diálogo saludable con el cerebro, asegurando que todo funcione de modo correcto, son neuroprotectoras. Por el contrario, si tu microbiota está desordenada, la interacción con el cerebro depende de moléculas completamente diferentes, que favorecen cierto caos y la neuroinflamación.

Son muchas las rutas de comunicación entre la microbiota y el sistema nervioso, regulando su actividad y su nivel de inflamación. Te detallo las más importantes:

- Determinadas bacterias secretan moléculas que, a modo de mensajeros, viajan a través de la sangre hasta el cerebro.

- Algunas de tus bacterias o las moléculas que producen estimulan directamente las terminaciones nerviosas del nervio vago, que también manda señales a las bacterias. Esta interacción entre los microbios y el nervio vago es bidireccional.
- Algunos metabolitos producidos por la microbiota interactúan con unas células especiales del intestino (células enteroendocrinas) y estimulan la liberación tanto de moléculas que regulan la digestión como la síntesis de neurotransmisores.
- Hay bacterias capaces de sintetizar el aminoácido triptófano, que es el precursor de la síntesis de serotonina, precursor a su vez de la melatonina.

Las principales moléculas microbianas involucradas en el diálogo entre el intestino y el cerebro son los ácidos grasos de cadena corta y los neurotransmisores, de los que ya te vengo hablando.

En el capítulo anterior te he contado cuáles son los más importantes, diferenciando los neurotransmisores antiestrés, los que están implicados en la felicidad —serotonina, dopamina, GABA, oxitocina y endorfinas—, de los que están implicados en el estrés crónico, como el cortisol, la adrenalina y la noradrenalina.

La química de la felicidad depende de tu microbiota.

Las bacterias con mayor capacidad de hablar, de interactuar con el sistema nervioso, son las neuroactivas. Son principalmente determinadas cepas de *Lactobacillus* y

Bifidobacterium. Esta singular y especializada parte de tu microbiota es lo que se conoce como psicobioma.

Este grupo de tu micromundo bacteriano, tan especializado en la señalización neuroactiva, te ayuda a gestionar las emociones y también contribuye a la calidad de tu sueño. Lo que consigue principalmente modulando la síntesis de melatonina.

La melatonina es el nexo que conecta la microbiota con el sueño y mucho más

La melatonina es la hormona que regula los ciclos de día y noche. Su aumento al final del día, estimulado por la pérdida de la luz solar, induce una somnolencia que va diciéndole al cuerpo que se acerca la hora de dormir. De la misma forma, cuando sale el sol, en tu organismo baja la producción de melatonina induciendo el despertar. Es la molécula con más poder para regular los ciclos de vigilia y sueño, podemos decir que es nuestro más poderoso cronorregulador.

En personas sanas, la síntesis de melatonina empieza a aumentar a partir de las ocho de la tarde y alcanza su pico máximo en torno a las tres de la madrugada. A partir de esa hora decrece paulatinamente, siendo mínima durante el día.

¿Sabías que la melatonina no solo se produce en el cerebro? Hoy conocemos que se puede sintetizar en otros órganos, como el ojo, la médula ósea, la piel, el cerebelo, el sistema inmunitario y el intestino. En 2021 se descubrió que la producida a lo largo del tracto gastrointestinal puede llegar a ser hasta cuatrocientas veces mayor que la de origen cerebral. En tu tripa, las bacterias que inducen la producción de serotonina son las responsables de la síntesis de melatonina. De hecho, es la misma ruta metabólica que empieza en el triptófano y termina en la serotonina, aún tiene un paso más que permite su conversión en melatonina.

Tu capacidad de producir melatonina varía con los años. Empieza a sintetizarse a los tres o cuatro meses y sus niveles van subiendo en la infancia hasta los diez años, que se estima es el momento de máxima capacidad de producirla. Durante la pubertad y adolescencia la síntesis se va reduciendo y normalmente en la edad adulta disminuye de forma brusca. En torno a los setenta años su nivel no supera el 10 % del que teníamos de jóvenes.

Otras acciones importantes de esta poderosa molécula son la regulación de la temperatura corporal, la modulación del desarrollo sexual, la protección celular por su actividad antioxidante y la capacidad inmunomoduladora y antiinflamatoria. La suma de su actividad antioxidante y antiinflamatoria lo convierte en uno de tus aliados frente a la neuroinflamación.

La melatonina es un gran neuroprotector.

Por fortuna, la melatonina está disponible en el mercado de la suplementación, pero te recomiendo que su indicación sea supervisada por un profesional de la salud. Hay que ajustar la dosis de acuerdo a la edad y a las condiciones de salud de cada paciente. También hay que determinar si se prescribe una melatonina de acción inmediata, si lo que te cuesta es conciliar el sueño, o una de liberación sostenida, si lo que pasa es que tu sueño es ligero durante toda la noche o empiezas a despertarte a partir de las tres o de las cuatro de la mañana.

Natalia era una mujer de cincuenta y siete años. El día que la conocí en la primera consulta, al hacer la historia clínica, me contó que siempre había dormido bien, pero con el paso del tiempo cada vez le costaba más conciliar el sueño. Habitualmente y una vez que se dormía, durante siete u ocho horas, descansaba bien.

Los últimos dos años, un hijo suyo estaba con un problema que la tenía muy preocupada. Eso hizo que empezara a despertarse casi todos los días hacia las cuatro de la mañana.

A partir de esa hora algunos días se volvía a dormir y otros apenas lo conseguía porque también en este tiempo reciente habían empezado los síntomas digestivos, sobre todo el dolor de barriga.

Los cólicos a veces era lo que la despertaba y en muchas ocasiones terminaba teniendo una diarrea. Este era el motivo por el que vino a consulta.

Últimamente, había descuidado también un poco su dieta, buscando resolver su alimentación, comiendo platos preparados o cualquier cosa rápida en demasiadas ocasiones.

El estudio de su microbiota nos daba un patrón muy proinflamatorio en el que llamaba la atención la pérdida de la microbiota neuroactiva y el aumento de bacterias portadoras de lipopolisacáridos, que son muy proinflamatorias no solo localmente, sino en todo el cuerpo.

Además de reconducir su alimentación y recomendarle ejercicio diario, que por circunstancias solo pudo ser caminar, pusimos un tratamiento para modular la inflamación y recuperar la microbiota. Entre otros suplementos nutricionales tomó probióticos estabilizadores, inmunomoduladores y neuroactivos, además, por supuesto, de pautar también melatonina. Natalia necesitó una dosis bajita, pero combinada con una de acción inmediata con otra de liberación sostenida.

En muchas ocasiones los despertares a partir de las tres o de las cuatro de la madrugada se deben al cortisol, que como consecuencia del estado basal de nervios, se activa mucho antes de su hora habitual. Este fue su caso, por eso que le propuse hacer ciclos de respiración consciente al irse a la cama, antes de dormir, y que los repitiera si se despertaba en mitad de la noche.

Aunque su hijo sigue estando en una situación delicada, Natalia consiguió reconducir la forma de vivir su preocupación y que esta no afectara ni a su sueño ni a su barriga.

¿Qué pinta la microbiota en esta historia? Está claro que tener melatonina baja altera los niveles de sueño, pero hay que ser conscientes de que también una falta voluntaria de sueño altera los niveles de melatonina y afecta a la composición de la microbiota intestinal. El intestino y la microbiota son fuentes de melatonina. Además de producirla, tienen receptores de melatonina necesarios para que trabaje de manera adecuada.

Sabemos, por ejemplo, que la falta de sueño y mantener encendida alguna luz artificial durante la noche, en la habitación en la que duermes, bajarán mucho tu capacidad de producir melatonina y alterarán tu microbiota, favoreciendo su desorden. ¡Cuidado! con el piloto de la televisión cuando está apagada, si es que tienes una en tu dormitorio; con el despertador, si los números son luminosos; con el interruptor encendido de la regleta que te permite tener enchufadas en la mesilla de noche el despertador, el cargador del teléfono móvil, el cargador de la *tablet* y yo qué sé cuántas cosas más, que, por cierto, podrían estar cargándose lejos de tu cama.

Es en esta relación entre microbiota, sueño y ritmos circadianos donde la melatonina juega un papel importante. Tu ecosistema intestinal, cuando está bien, tiene su ritmicidad. Durante el día es más activo y trabaja de forma eficaz para ti. Durante la noche podemos decir que se resetea, porque es el momento en el que se activan los múltiples mecanismos y rutas de reparación y mantenimiento.

Otra interacción interesante entre la melatonina y tu microbiota viene de la mano de algunos estudios que confirman la capacidad de la melatonina para aumentar la cantidad de bacterias buenas y estabilizadoras —como *Lactobacillus* o *Akkermansia*—, al tiempo que bajan otras más proinflamatorias —como las clostridiales—.

La melatonina conecta la microbiota
con el sueño y mucho más.

La relación entre la melatonina y la microbiota intestinal es bidireccional. Cuida tu micromundo intestinal, de él también dependen tus niveles de melatonina.

Ya te he contado los diferentes sistemas nerviosos que hay en tu cuerpo. El sistema nervioso central, en la cabeza; el sistema nervioso periférico, que recorre todo el cuerpo, y el sistema nervioso entérico, localizado en la barriga.

Una parte muy importante de él son los doce nervios craneales. En realidad, son veinticuatro, cada uno de ellos es doble, por eso también se les llama pares craneales. Una rama nerviosa va por la parte derecha del cuerpo y la otra rama que se distribuye por los mismos sitios, pero del lado izquierdo de tu organismo.

LOS PARES CRANEALES

I. Nervio olfatorio. Nos permite percibir el olor.
II. Nervio óptico. Transmite al cerebro información de lo que vemos.
III. Nervio oculomotor. Permite los movimientos del ojo, el parpadeo y la dilatación o contracción de tu pupila.
IV. Nervio troclear o patético. Permite hacer determinados movimientos al ojo.
V. Nervio trigémino. Transmite al cerebro las sensaciones que percibimos en la cara, caricias, calor, dolor, etc. También inerva los músculos que nos permiten masticar.
VI. Nervio motor ocular externo o nervio abducens. Permite hacer determinados movimientos al ojo.
VII. Nervio facial. Nos permite mover los músculos de la cara, es el responsable de la expresión facial. Sus ter-

minaciones nerviosas en la lengua nos ayudan a percibir el gusto de los alimentos. También inerva las glándulas salivares y la glándula lacrimal.

VIII. Nervio vestibulococlear o nervio auditivo. Nos permite oír y mantener el equilibrio del cuerpo.

IX. Nervio glosofaríngeo. Nos ayuda a percibir el gusto de los alimentos y a mover la lengua.

X. Nervio vago. Transmite al cerebro información sensorial de muchos órganos, especialmente del intestino. Nos ayuda a tragar sin atragantarnos.

XI. Nervio espinal. Nos permite mantener la cabeza erguida y mover los hombros.

XII. Nervio hipogloso. Permite mover la lengua, nos ayuda a tragar y a articular de manera correcta las palabras.

De todos ellos, el que más he estudiado y sin duda el que más me gusta es el nervio vago. Ya te hablé de él en *Un intestino feliz,* mi anterior libro. En esta ocasión creo que merece la pena explicar todo lo que su actividad te puede ayudar, tanto para manejar adecuadamente el estrés como para cuidar la salud digestiva.

El nervio vago es muy especial. Que no te confunda su nombre porque nada tiene de vago, más bien todo lo contrario. Es un nervio muy activo que, dada su longitud, los autores clásicos describieron su recorrido diciendo que vagabundea por el cuerpo y eso da origen a su nombre.

Es un nervio mixto o completo, ya que tiene fibras motoras y fibras nerviosas sensitivas. La parte motora del nervio vago supone solo un 20 % de sus fibras nerviosas, pero su actividad permite y asegura funciones involuntarias absolutamente vitales. Por ejemplo, asegura el latido cardíaco estable, el movimiento que hace posible el tránsito intestinal —peristaltismo—, mueve determinados músculos que nos permiten hablar, etc.

La actividad emocional del nervio vago es la más fascinante y es posible porque el 80 % de sus fibras son sensitivas. Sus ramificaciones nerviosas llegan a todo el aparato digestivo y conectan su actividad con las neuronas que tenemos en la tripa y, por supuesto, con la microbiota intestinal. Ese conjunto de interacciones te permite percibir sensaciones, pensar, recordar, etc., también con la barriga. Es un nervio cuya activación, además, te ayuda a relajarte.

¿Cómo puedes activar el nervio vago? Esto es muy bonito. Verás:

— Ríe. Puedes solo sonreírte frente al espejo o reír acompañado.
— Respira despacio, siente y observa de forma consciente la entrada y salida de aire de los pulmones.
— Medita, practica *mindfulness* o reza. Busca cada día un momento para parar y hacer silencio emocional.
— Escucha música relajante que te guste.
— Canta, tararea, recita y repite mantras o letanías.
— Un masaje relajante es un gran vagotónico.
— Estírate. Incorpora cada día esta rutina.
— Lávate la cara, date una ducha o sumérgete en una bañera con el agua lo más fría que puedas.
— Pasea por la naturaleza. Si es al amanecer, mejor, y si lo haces descalzo, aún mejor.
— Socializa con personas que te hagan sentir bien.
— Haz gárgaras.

Tienes muchas, bonitas y agradables opciones para atender cada día al nervio vago, encuentra la tuya. ¿A qué esperas? ¿Por cuál vas a empezar hoy? Recuerda que en este capítulo, en el que estamos hablando de cómo bajar la inflamación, es uno de los recursos que te propongo para manejar el estrés. La actividad del nervio vago previene la neuroinflamación, es un buen neuroprotector.

¿SABÍAS QUE EL CEREBRO TIENE SU PROPIO MECANISMO DE AUTOLIMPIEZA?

En todo el cuerpo hay una red de vasos que, a modo de pequeñas tuberías, forman el sistema linfático. Si es nuevo para ti, no lo es para la ciencia, ya que se describió por primera vez en el siglo XVII. Es similar a tu sistema vascular, pero a diferencia de este, que transporta sangre, transporta linfa.

El sistema linfático regula y equilibra el organismo de muchas formas:

— Es una parte esencial del sistema inmunitario. Las células inmunitarias (linfocitos y macrófagos) que hay en los ganglios linfáticos y otros órganos linfoides reconocen y eliminan restos celulares, sustancias tóxicas, multitud de moléculas extrañas y microorganismos patógenos.
— Coge el exceso de líquido retenido y lo devuelve al sistema circulatorio. Mantiene un buen drenaje de los tejidos.
— Lleva las grasas que se absorben en el intestino durante la digestión hacia la sangre.

Siempre se pensó que en el cerebro habría algún tipo de sistema de drenaje, pero no sabíamos que había un sistema linfático bien estructurado y funcionalmente imprescindible. Por fortuna no necesitábamos saber de su existencia para que fuera real, y como tantas veces ha pasado en el mundo de la medicina, avanzamos, y en la primera década de este siglo se descubrió que lo había. Se describió por primera vez su actividad y se le puso nombre. Al sistema linfático que tenemos en el sistema nervioso central, encargado de limpiar y eliminar los residuos que se van depositando en el tejido cerebral, se le llamó sistema glinfático.

El cerebro, que para su actividad utiliza el 25 % de la energía total del cuerpo, genera unos siete gramos de desechos potencialmente tóxicos al día. Así que es una magnífica noticia tener la certeza de que el cerebro tiene su propio sistema de limpieza, drenaje y eliminación de tóxicos. El sistema glinfático es otro gran aliado para luchar contra la inflamación del cerebro. Es un buen neuroprotector.

El funcionamiento del sistema glinfático tiene algunas particularidades que merece la pena conocer:

- Actúa durante la noche, solo se activa cuando estamos dormidos y funciona mejor si te acuestas de lado.
- Es más eficiente si haces ejercicio físico durante el día.
- Su eficacia limpiadora se deteriora con el envejecimiento.

Por tanto, por la noche, durante el sueño, puedes eliminar los productos de desecho que se van acumulando en el cerebro durante el día cuando estás despierto. Esta es, sin duda, una de las razones que explica la sensación de mente despejada y de vitalidad que sientes después de una buena noche de sueño profundo en la que has descansado bien.

Inteligencia espiritual, emoción y microbiota

Te he hablado de la parte más práctica del abordaje de la neuroinflamación. Tenemos opciones para manejarla desde el intestino, equilibrando su microbiota y la actividad de su sistema nervioso local; también nos ayudan una buena calidad y cantidad de sueño y la melatonina; es fundamental la placentera actividad del nervio vago y, por último y no menos importante, te he contado los beneficios limpiadores del sistema glinfático. Toca hablar ahora de otra forma de prevenir la neuroinflamación, más inmaterial, mucho más emocional.

Igual que la práctica habitual de ejercicio físico aporta salud a tu cuerpo físico, la práctica habitual de la espiritualidad, del tipo que sea, religiosa o laica, aporta beneficios a tu estado mental. Y hoy sabemos con certeza que la salud corporal y la mental están conectadas de muchas formas.

No confundas religión con espiritualidad. Puedes ser agnóstico o ateo y ser una persona profundamente espiritual. Para ello, solo tienes que creer en la bondad esencial del ser humano. Es una forma de vida que permite vivir más allá de uno mismo, tendiendo la mano a los que te rodean y al mundo. El nivel de espiritualidad se manifiesta en la forma que tienes de relacionarte contigo y con los demás.

En el contexto de esta espiritualidad hay un concepto que me encanta: la inteligencia espiritual. Está basada en la sabiduría vital. Nos permite interpretar las realidades más profundas y entender el auténtico sentido de las cosas más allá de nosotros mismos. Por ejemplo, nos permite entender o captar el mensaje de un texto por encima de lo que transmite su simple lectura, o podemos comprender lo que alguien está transmitiendo cuando te está hablando más allá de las palabras que dice.

Este tipo de inteligencia da un sentido espiritual a la vida y contribuye a hacer que te sientas íntimamente bien, más allá de cuáles sean tus circunstancias personales, laborales, afectivas o económicas.

*La inteligencia espiritual es
un regalo exclusivamente humano
que te ayuda a ser feliz.*

La inteligencia espiritual se construye desde la infancia y te ayuda a entender la esencia de las cosas, de las personas y de nosotros mismos.

En un libro como este, toca contestar a la pregunta más obvia: ¿hay relación entre la microbiota y la inteligencia espiritual? Pues sí, claro que la hay.

El rendimiento cognitivo implica la habilidad o capacidad del cerebro para procesar, funcionar y trabajar con la información que recibe de los cinco sentidos. Diferentes investigaciones han demostrado que la microbiota intestinal y todas las moléculas que produce contribuyen al normal desarrollo tanto de la cognición, en lo referente a la inteligencia y a la memoria, como al desarrollo del pensamiento y del lenguaje. Es curioso como esta conexión es especialmente importante y significativa en los niños.

Apuntes sobre ¿Sabías que tu cerebro también se inflama?

- En el cuerpo, el sistema nervioso lo ordena, coordina y controla todo. De él depende tu capacidad para percibir, ver, oír y oler todo lo que te rodea.
- La célula más importante del sistema nervioso, que no la única, es la neurona.
- El sistema nervioso está formado por diferentes estructuras:
  - El sistema nervioso central, formado por:
    - El cerebro.
    - La médula espinal.
  - El sistema nervioso periférico, que tiene dos componentes principales:
    - Los nervios craneales, que salen del cerebro e inervan diferentes órganos y tejidos.
    - Los nervios espinales, que salen de la médula espinal y llegan a todas las partes del organismo.
  - El sistema nervioso entérico. Este es el cerebro que tienes en la tripa.
- El tejido nervioso es un sistema dinámico, adaptable y flexible con capacidad para renovarse y regenerarse.
- En el intestino hay:
  - Neuronas motoras que controlan el movimiento gastrointestinal y la secreción de enzimas digestivos.
  - Neuronas sensitivas que permiten al intestino sentir, aprender, recordar, etc.

- Las principales moléculas implicadas en el diálogo entre la microbiota y el sistema nervioso son los ácidos grasos de cadena corta y los neurotransmisores.
- La melatonina es un gran cronorregulador y neuroprotector que tu microbiota puede producir.
- Las ramificaciones nerviosas intestinales del nervio vago conectan su actividad con las neuronas que tenemos en la tripa y, por supuesto, con la microbiota. Esa interacción te permite percibir sensaciones, pensar, recordar, etc., con la barriga.
- El cerebro tiene su propio sistema de limpieza, drenaje y eliminación de tóxicos: el sistema glinfático.
- La inteligencia espiritual es un regalo exclusivamente humano que te ayuda a ser feliz.

5

EL ESTRÉS SE COBRA CON SALUD Y SE PAGA CON ENFERMEDAD

La vida que impone la sociedad actual parece que solo es buena si tienes éxito personal y profesional. No dejes que ese ficticio triunfo vital se lleve por delante la parte más humana y humanista de ti.

Puedes, en el momento que
te apetezca, retirarte
en ti mismo.
MARCO AURELIO

El eje microbiota-intestino-cerebro está conectado por muchos caminos. Estos se apoyan e interactúan entre ellos para asegurar su normal funcionamiento. El estrés es el gran perturbador de todo este equilibrio. La alteración asociada de la microbiota es lo que compromete tanto tus emociones.

¿Dónde actúa el estrés para afectar tanto a tus emociones? Los cinco caminos que conectan el intestino con el cerebro y a los que más afecta el estrés son el nervio vago, la microbiota, la barrera intestinal, el sistema inmune y el eje hipotálamo-hipofisario-adrenal.

Tu microbiota es un ecosistema con muchos recursos para recuperarse del impacto que supone cualquier agresión, física o emocional, que pueda afectar a su equilibrio.

Esto implica ser resiliente, y para conseguirlo tu micromundo intestinal ha de ser fuerte, rico y diverso. Cuidado, pues, con todo lo que le pueda alterar, porque aunque puedes recuperar el daño que producen los pequeños ataques a tu microbiota, su efecto es acumulativo. Eso implica también que tu capacidad de recuperación va siendo cada vez menos eficaz y que tu microbiota está cada vez más estresada. Pero ¿qué es lo que más daña a tus bacterias?

¿Qué estresa a tu microbiota?

La lista de cosas o circunstancias que pueden afectar a tu microbiota es grande, pero no todo lo que te voy a contar ahora tiene el mismo nivel de impacto y en la mayoría de los casos la interacción es bidireccional. Una microbiota en mal estado también favorece o está implicada en muchos de estos desórdenes:

	CAUSAS FÍSICAS	CAUSAS EMOCIONALES
MAYOR IMPACTO	• Dieta: restrictiva, pobre en fibra, rica en alimentos refinados, grasas saturadas trans, ultraprocesados, aditivos (conservantes, colorantes, etc.). • Sedentarismo. • Falta de sueño.	• Estrés crónico no gestionado de forma adecuada. • El miedo, sobre todo cuando te bloquea y es incapacitante.

	CAUSAS FÍSICAS	CAUSAS EMOCIONALES
MAYOR IMPACTO	• Fármacos «antis»: (antibióticos, antiparasitarios, antifúngicos, etc.), inhibidores de la bomba de protones (antiácidos), anticonceptivos, estatinas, antigotosos y laxantes. • Enfermedades inflamatorias (enfermedad de Crohn, colitis ulcerosa, etc.) y metabólicas-endocrinas. (diabetes mellitus, síndrome metabólico). • Tóxicos: tabaco, alcohol (sobre todo las bebidas destiladas), drogas y metales pesados.	• Depresión y ansiedad, ambas son causa y consecuencia. • No saber relajarte. • Relaciones personales tóxicas. • No ser capaz de gestionar el dolor (ruptura de pareja, muerte de un ser querido, etc.). • Enfoque vital pesimista. • Sentimientos como la ira, el rencor, la envidia, el odio, etc. • Insatisfacción, personal o profesional, que se mantiene en el tiempo.
MENOR IMPACTO	• No respetar los ritmos circadianos. • Fármacos: antidiabéticos orales, opiáceos, antiinflamatorios (paracetamol, etc.), antidepresivos.	• Mala gestión del tiempo de ocio. • Exceso de exigencia personal. • Multitarea laboral muy apremiante.

	CAUSAS FÍSICAS	CAUSAS EMOCIONALES
MENOR IMPACTO	• Enfermedades: colon irritable, gota, gastroenteritis. • Tóxicos: microplásticos, aguas muy cloradas, contaminación electromagnética, contaminación ambiental. • Sobrepeso y obesidad. • Colonoscopia. • En los primeros tres-cinco años de vida: cesárea, lactancia de fórmula y exceso de higiene. • Edad: sobre todo a partir de los sesenta años.	• Falta de pausa vital, la sensación de que siempre hay que estar haciendo algo. • Exceso de competitividad y ambición sin medida. • La rumiación mental. • Falta de motivación, personal o profesional.

Madre mía, con esta lista, ¿quién se escapa? Pues, en efecto, nadie. Pero te recuerdo una y otra vez que ¡la microbiota es un órgano vivo! Lo que implica que, además de tener sus propios recursos para recuperarse de cualquiera de estas agresiones, nosotros también podemos cada vez y cada día hacer muchas cosas para cuidarla. Te hablé de ellas en *Un intestino feliz* y volveré sobre todo esto en el último capítulo de este libro.

Carlota era una chica de dieciocho años que vino a la consulta con un cuadro de migraña que padecía desde niña y con mucho desorden en el tránsito intestinal que ella achacaba a una colonoscopia que se había hecho hacía unos meses.

—La colonoscopia me ha destrozado la barriga —decía.

Inteligente, responsable y muy buena estudiante, su alto nivel de exigencia personal había condicionado que detrás de sus magníficas notas escolares hubiera muchos días de nervios y algunas noches sin dormir.

Desde bien pequeña empezó a padecer dolores de cabeza que tiempo atrás había consultado con un neurólogo y este no le había dado importancia, porque las pruebas realizadas eran normales.

Cuando estaba más nerviosa, sobre todo antes de los exámenes, Carlota tenía «la tripa suelta» y esto, añadido a los múltiples antecedentes familiares de cáncer de colon, hizo que su médico le recomendara hacer una colonoscopia al cumplir los dieciocho años.

Los únicos antecedentes personales reseñables eran otitis de repetición en la primera infancia, que habían requerido tratamientos antibióticos locales y en ocasiones vía oral, y varias faringoamigdalitis para las que, por supuesto, también tuvo que tomar bastantes antibióticos.

Su estudio de microbiota mostró pérdida en las bacterias buenas, concretamente en las inmunomoduladoras, las protectoras y las neuroactivas, a lo que se asociaba un aumento de microorganismos más proinflamatorios, como las bacterias proteolíticas. Tenía un poco aumentada la zonulina, que es un marcador que nos indica cómo está la permeabilidad de la barrera intestinal.

Su patrón de desorden microbiano intestinal, aun siendo tan joven, indicaba que tenía la microbiota no muy desordenada, pero sí desde hacía mucho tiempo, probablemente años.

En este contexto, la diarrea producida por el laxante osmótico que hay que tomar para la preparación de la colonoscopia solo había sido el punto de inflexión a partir del cual se había perdido el equilibrio microbiano inestable, con el que había convivido y al que se había adaptado, hasta el día que se hizo esa prueba.

Le expliqué que cuando cualquier circunstancia agrede o daña la microbiota, normalmente ella sola tiene recursos para remontar y recuperarse de esa agresión, siempre y cuando el ecosistema intestinal esté bien y sea fuerte, que no era el caso de Carlota, por eso notó tanto su impacto.

Le puse un tratamiento para recuperar su homeostasis intestinal con probióticos y otros suplementos nutricionales, ordenamos un poco la dieta y le propuse retomar el ejercicio que había abandonado bastante el último año.

Su recuperación intestinal fue rápida y por el camino cedieron también y casi por completo sus dolores de cabeza.

¿Qué implica tener una microbiota estresada?

La larga lista que te acabo de contar de razones físicas y emocionales que pueden afectar a tu microbiota lo hacen de muchas formas. Unas directamente, sobre todo las causas más físicas. Otras, las más emocionales, afectan de manera indirecta. Lo hacen a través del tipo de moléculas que encontramos asociadas a estas situaciones, los neurotransmisores, los ácidos grasos de cadena corta y mediadores inflamatorios específicos y en especial proinflamatorios —citoquinas, interleuquinas, etc.—.

Unas y otras situaciones, si se mantienen, te estresan a ti y estresan también a tu microbiota, y, por supuesto, eso no es bueno para ti ni para tu microbiota.

Manteniendo tu microbiota estresada compras inflamación.

Tener una microbiota estresada implica muchos y diferentes desórdenes. El más importante y que más relevancia tiene para la salud es la pérdida de la diversidad microbiana. Cuanto menor sea la variedad de microbios que forman tu ecosistema intestinal menor es su estabilidad y mayor su vulnerabilidad. Además, en esta situación de pobreza bacteriana, pueden estar comprometidas algunas de las funciones de tu micromundo intestinal.

Cuando tu microbiota pierde su equilibrio, en un primer momento lo que siempre ocurre es que empiezas a perder las bacterias buenas, las estabilizadoras, los grupos de bacterias que mantienen la homeostasis intestinal. Como consecuencia de eso aparecen síntomas, que pueden ser digestivos, inmunitarios, metabólicos, etc., dependiendo de cuál sea la actividad específica del grupo comprometido.

Imagina estos grupos de bacterias buenas como los cimientos que sujetan la estabilidad de la microbiota intestinal, si dejan de hacer bien su trabajo, el equilibrio se tambalea y por esta pérdida de control hay microbios que pueden crecer por encima de su rango de normalidad. Estos, en una cantidad normal, forman parte del ecosistema, son comensales, pero si hacen un sobrecrecimiento, se comportan como patógenos facultativos. Decimos que un microorganismo es un patógeno cuando nos hace daño y el apellido facultativo implica que solo nos hace daño si crece en exceso.

PRINCIPALES GRUPOS DE MICROORGANISMOS PATÓGENOS FACULTATIVOS

- Bacterias:
  - Portadoras de lipopolisacáridos. *Enterobacteriaceae.*
  - Proteobacterias. *Klebsiella, Enterobacter, Proteus, Escherichia,* etc.
  - Arqueas productoras de metano. *Methanobrevibacter smithii.*
  - Bacterias productoras de sulfuro de hidrógeno. *Bilophila wadsworthia, Desulfovibrio piger,* etc.
  - *Helicobacter pylori.*
- Hongos y levaduras:
  - *Candida, Geotrichum candidum,* etc.
- Parásitos:
  - *Dientamoeba fragilis, Giardia lamblia,* etc.
- Virus.

Una menor diversidad bacteriana, la pérdida de microbiota de estabilización y el sobrecrecimiento de microorganismos patógenos facultativos compromete la homeostasis intestinal y favorece un estado inflamatorio intestinal, pero desafortunadamente no se queda ahí. Las moléculas que producen estos microbios «malos» y a veces ellos mismos atraviesan la barrera intestinal y, a través de la circulación, llegan a cualquier sitio del cuerpo, donde también pueden ser responsables de inflamación y desorden.

Estrés y dolor, una malvada asociación

Antes de desarrollar la importancia de la inflamación que acompaña a una microbiota estresada, creo que merece la pena hablar de un síntoma que está absolutamente generalizado en estos pacientes, que veo a diario en consulta: el dolor.

El dolor agudo, de barriga o en cualquier otra parte del cuerpo, es un estímulo que demanda y requiere atención inmediata. Por el contrario, el dolor crónico es una percepción sensorial o sensitiva que se establece como resultado de la compleja interacción entre factores físicos, biológicos y psicológicos, que de manera habitual se activan como respuesta a determinadas situaciones anormales en el cuerpo.

El dolor aumenta y se cronifica con más facilidad en las personas más vulnerables al estrés, y, a su vez, el estrés y la ansiedad aumentan la sensibilidad y percepción del dolor; esto se llama hiperalgesia. Una vez establecidos, estrés y dolor se retroalimentan y favorecen la aparición de otros problemas, como trastornos del sueño, depresión y adicción a sustancias analgésicas.

El estrés crónico induce la hiperalgesia.

¿Por qué ocurre esto? El dolor lo percibes en el cuerpo, pero en realidad esa señal neuronal sensitiva la codificas en el cerebro, en concreto en la corteza prefrontal ventromedial, zona en la que también se regula el estrés. Esta área modula a ambos y por su estrecha conexión con otra zona cerebral, llamada núcleo accumbens, contribuye también a regular las adicciones. La disfunción de estos circuitos que se produce como consecuencia del estrés mantenido y mal manejado favorece la cronificación del dolor y por desgracia y con frecuencia la adicción asociada a las sustancias analgésicas.

La correlación que se establece entre el estrés crónico y la percepción de malestar físico indica que hay una interacción entre el dolor emocional y el dolor físico, que se exacerba en situaciones de tensión, agobio y angustia vital mantenidos.

Las personas muy negativas, con tendencia a la queja, muy competitivas y con rasgos ansiosos o depresivos hacen más fácilmente lo que se conoce como una catastrofización del dolor. Esto implica un aumento en la percepción de su intensidad y una mayor angustia emocional asociada; ambas situaciones incrementan el riesgo de cronificar el dolor.

Recuerda que más allá de los tratamientos específicos y dependiendo de cuál sea tu actitud cuando afrontes la malvada asociación estrés/dolor, tienes la capacidad de aliviar o agravar esta situación.

¿Qué pinta la microbiota en esta historia?

Mucho, y está directamente relacionado con la actividad del eje intestino-cerebro. Por una parte tenemos la asociación de la que ya te he hablado, que hay entre la diversidad y la riqueza microbiológica de tu ecosistema intestinal y el carácter y la personalidad. Cuanto menor sea la variedad de especies microbianas, mayor tendencia hay a la negatividad y labilidad emocional, y una mayor diversidad bacteriana se asocia a una mayor positividad de carácter y estabilidad afectiva, lo que contribuye a mejorar el manejo del estrés. Por otra parte está la asociación con la inflamación. Los cuadros de desorden de microbiota, conocidos como disbiosis, favorecen la inflamación y esto puede alterar mucho el umbral de percepción del dolor.

La inflamación, el carísimo precio del estrés y el padre de casi todas las enfermedades

Siempre que hablamos de inflamación de inmediato pensamos en desorden. Pero esto solo es así si la causa que la desencadena no se resuelve.

La inflamación es una respuesta fisiológica con la que el organismo se regula y se repara.

Hay una percepción de que siempre es patológica y no es así. La inflamación es un proceso dinámico, complejo, sistémico y multifactorial que, en cualquier parte del cuerpo, se pone en marcha como respuesta a una agresión que puede provenir de dentro o de fuera del organismo y que no siempre es fácil de identificar.

Aulo Cornelio Celso, un médico romano que vivió en el siglo I d. C., describe por primera vez los cuatro signos de la inflamación:

1. Rubor. Enrojecimiento.
2. Calor. Aumento de temperatura local.
3. Dolor. Puede ser de intensidad variable.
4. Tumor. La alteración de un tejido que implica aumento de volumen.

En el siglo XIX, el médico alemán Rudolf Virchow añade un quinto: la impotencia funcional. Estas manifestaciones clínicas son causadas por la acumulación de glóbulos blancos —sobre todo leucocitos—, proteínas plasmáticas y líquido en los tejidos donde existe una infección, una agresión o una lesión con el objetivo de repararlas.

¿QUIÉN REGULA LA INFLAMACIÓN?

La inflamación tiene dos grandes directores de orquesta, células inmunitarias y moléculas específicas, que actúan como mediadores imprescindibles para su puesta en marcha y desarrollo.

- Células:
  - Neutrófilos.
  - Mastocitos y macrófagos.
  - Linfocitos T y B.
  - Células del endotelio vascular.

- Moléculas:
  - Citoquinas: TNF-α, IFN-γ, IL-1, IL-6, IL-17, TGF-β.
  - Productos de la activación del complemento: C3a y C5a.
  - Aminas vasoactivas: histamina y serotonina.
  - Prostaglandinas y leucotrienos.
  - Etc.

Si se mantiene la microbiota desordenada, la inflamación intestinal que causa favorece que poco a poco vaya apareciendo un desorden que altera su estructura de la pared intestinal y función. Las consecuencias de todo esto debemos tenerlas en cuenta porque en ocasiones pueden ser importantes.

Las principales alteraciones funcionales asociadas a la inflamación intestinal y a la pérdida de la homeostasis local son:

- Problemas con la digestión de los alimentos.
- Alteración en la absorción de los nutrientes: grasas, proteínas o hidratos de carbono.
- Alteración en la absorción de micronutrientes: vitaminas, azúcares simples, aminoácidos, etc.
- Menor producción de moléculas imprescindibles, como los ácidos grasos de cadena corta, los neurotransmisores, etc.
- Mayor producción de moléculas proinflamatorias, como el amoniaco, las aminas biógenas (histamina), etc.
- Alteraciones en la pared del intestino, lo que desordena su normal permeabilidad.

— Los microorganismos que han sobrecrecido consumen nutrientes y micronutrientes, mermando su disponibilidad para nosotros.

En el intestino, todas estas circunstancias desordenadas y otras mucho más complejas, que no tiene sentido desarrollar en un libro divulgativo como este, son las responsables de síntomas digestivos como la distensión abdominal —tripa hinchada—, los gases, la digestión pesada, los desórdenes de tránsito como la diarrea, el estreñimiento o la alternancia de ambos, el dolor de barriga, etc.

Te he comentado que una microbiota estresada no solo produce inflamación en el intestino, sino que también puede hacerlo en cualquier otro sitio del cuerpo.

Este impacto sistémico, aunque no tiene por qué ser la causa única —casi nunca lo es—, puede estar implicado en el desarrollo de muchas enfermedades:

— Digestivas: colon irritable o síndrome del intestino irritable.
— Inmunitarias:
  ○ Por hiperrespuesta: alergias o enfermedades autoinmunes.
  ○ Por hiporrespuesta: infecciones de repetición (cistitis, vulvovaginitis, faringitis, otitis, etc.).
— Metabólicas: obesidad, hígado graso no alcohólico, resistencia a la insulina, síndrome metabólico, etc.
— Endocrinas: síndrome premenstrual, tiroiditis, etc.
— Neurológicas: enfermedad de Parkinson, enfermedad de Alzheimer, etc.

— Psicológicas y psiquiátricas: insomnio, ansiedad, depresión, trastornos del neurodesarrollo, etc.
— Cardiológicas: insuficiencia cardíaca, miocarditis, etc.

La inflamación, de una forma u otra, está siempre detrás de cualquier enfermedad crónica, porque es el desorden funcional que inicia y mantiene el mal funcionamiento de un órgano o tejido en el cuerpo. Eso la convierte en una de las razones por las que envejecemos.

Envejeces porque te inflamas y te oxidas.

Hablemos también de lo que significa y la implicación que tiene el segundo gran desorden más básico y relevante que puede ocurrir en el organismo: la oxidación.

Tu cuerpo también se oxida

El estrés oxidativo es una situación de desorden que aparece cuando se producen en exceso unas moléculas llamadas radicales libres de oxígeno o especies reactivas del oxígeno (ROS) y no tenemos suficientes antioxidantes neutralizadores para contrarrestarlas.

El oxígeno, tan necesario para la vida, es una molécula que también puede causar problemas. La producción incontrolada de sus radicales libres daña a tus células, a su membrana, estructura y ADN, a las macromoléculas, lípidos, proteínas, hidratos de carbono, y a los tejidos, produciendo un deterioro estructural y funcional de los mismos.

El estrés oxidativo implica oxidación y favorece estados de inflamación crónica.

Sí, has leído bien, tú también puedes oxidarte. En la naturaleza y en tu entorno, casi todo puede ser oxidado por el oxígeno. Como consecuencia de esta oxidación, las grasas se enrancian, alimentos como el aguacate, los champiñones, la manzana o las alcachofas se oscurecen en contacto con el oxígeno, la goma pierde elasticidad, los metales cambian de color y de textura, el papel amarillea, etc.

Las principales causas que generan en el cuerpo el aumento del estrés oxidativo son el estrés psicológico, el ejercicio de alta intensidad, la obesidad, la mala alimentación, el tabaco y el alcohol, ciertos medicamentos y la exposición a tóxicos ambientales como la contaminación.

No todos los radicales libres son dañinos, en ocasiones también son útiles porque nos ayudan a destruir microbios patógenos. Estos pueden venir del exterior, que llegan para producir una infección, o ser parte de nuestra propia microbiota, que, cuando está desordenada, permite que algunos microorganismos crezcan por encima de su rango de normalidad. Unos u otros patógenos, los de fuera o los de dentro, nos pueden hacer daño de muchas formas y el estrés oxidativo, en estos casos, es aliado de nuestros sistemas de defensa.

El estrés oxidativo interviene en el proceso de envejecimiento y a través de la inflamación que genera afecta a la microbiota, favoreciendo su desorden, y predispone la aparición de muchas enfermedades como desórdenes inmunitarios, neuroinflamación y enfermedades neurodegenerativas, hipertensión, diabetes, aterosclerosis, cáncer, cataratas o insuficiencia renal crónica.

¿Cómo puedes evitar o neutralizar el impacto dañino del estrés oxidativo? Con los antioxidantes. Tu cuerpo está lleno de ellos y, además, puedes tomarlos con la alimentación.

PRINCIPALES MOLÉCULAS ANTIOXIDANTES

- Antioxidantes endógenos (los tienes en el cuerpo):
  - Enzimáticos: superóxido dismutasa (SOD), peroxidasa (GPx), glutatión reductasa y catalasa.
  - No enzimáticos: glutatión, melatonina, bilirrubina, ácido úrico, tiorredoxina, ferritina, transferrina, ceruloplasmina, albúmina y metalotioneína.
  - Cofactores enzimáticos: coenzima Q, ácido α-lipoico y ácido tióctico.
- Antioxidantes exógenos (has de tomarlos con la dieta):
  - Vitaminas E (tocoferoles y tocotrienoles), C (ácido cítrico y ácido ascórbico), A y B.
  - Carotenoides: ß-caroteno, α-caroteno, licopeno, luteína y zeaxantina.
  - Polifenoles: ácidos fenólicos, estilbenos (resveratrol), lignanos, alcoholes fenólicos y flavonoides (quercetina, fitoestrógenos, antocianidinas, catequinas, procianidinas, proantocianidinas, etc.).
  - Ácido α-lipoico.
  - Varios minerales: cobre, manganeso, selenio y zinc.

Todos los antioxidantes, ya sean enzimáticos o no enzimáticos, endógenos o exógenos, protegen al cerebro frente al estrés oxidativo porque previenen la formación de radicales libres, además de que son capaces de inactivar los que ya se han producido.

Los alimentos que debes asegurarte de consumir con regularidad por su efecto antioxidante son:

— Frutas: cítricos (naranja, limón, pomelo y lima), frutos rojos (fresas, mora, arándanos), uva, manzana, melón, guayaba, mango, kiwi, papaya, piña, etc.
— Verduras y hortalizas: tomate, zanahorias, pimientos, espinacas, calabaza, remolacha, verduras de hoja verde (brócoli, coles de Bruselas, coliflor, lombarda, repollo), perejil, apio, etc.
— Frutos secos: almendras, avellanas.
— Leguminosas: soja.
— Aceite de oliva, aceite de maíz.
— Huevo, sobre todo la yema, muy rica en vitamina E.
— Cacao, café e infusiones, especialmente el té.
— Germen de trigo.
— Romero, menta.

La microbiota al rescate de la inflamación y de la oxidación para proteger al cerebro

Tu micromundo intestinal se construye en el primer año de vida y se consolida y estabiliza hacia los tres o cinco años. Ya te he explicado que su composición varía de unas personas a otras y que puede cambiar dependiendo de factores como la edad, la alimentación, el estado de salud y fármacos o el estilo de vida.

La microbiota intestinal ayuda a contrarrestar los efectos negativos del estrés oxidativo y de la inflamación en todo el cuerpo. ¿Cómo lo consigue? De dos modos, gracias a las moléculas que produce directamente, por ejemplo, los ácidos grasos de cadena corta que se sintetizan tras la conversión de la fibra de la dieta o de los polifenoles. Pero también mediante la producción de metabolitos secundarios o sustancias que la microbiota transforma, como los ácidos biliares y las hormonas esteroideas.

También la microbiota ayuda a proteger de forma específica al cerebro de la inflamación y del estrés oxidativo, los malvados efectos secundarios del estrés vital y emocional. Esta neuroprotección la consigue de cinco maneras diferentes:

1. El nervio vago, que conecta directamente el intestino con el cerebro. La microbiota regula el estado de ánimo y la tolerancia al estrés por su capacidad de estimular la producción de neurotransmisores y otras moléculas neuroactivas en el cerebro a través de la activación de las neuronas vagales.
2. Neurotransmisores como la serotonina, GABA, etc., producidos en el intestino, además de su capacidad para fomentar nuestra sensación de bienestar, alegría, paz y felicidad, también son antiinflamatorios. Determinadas bacterias y metabolitos bacterianos estimulan de forma específica su síntesis.
3. La microbiota intestinal juega un papel esencial en el desarrollo, la maduración y la activación de la microglía, ese conjunto de células que son el soporte estructural y metabólico que contribuyen a la normal actividad de las neuronas.

4. La microbiota interactúa con el sistema nervioso, también a través de las moléculas del sistema inmunológico (citoquinas y quimiocinas), que son poderosos moduladores de la inflamación y estabilizadores de la permeabilidad de la barrera hematoencefálica.
5. La microbiota se comunica igualmente con el cerebro mediante una transferencia directa de señales químicas. Por ejemplo, la fermentación por las bacterias intestinales de la fibra alimentaria produce ácidos grasos de cadena corta. Estos metabolitos tan importantes también tienen capacidad de regular la neuroplasticidad en el cerebro.

Si tu microbiota está desordenada, disbiosis intestinal, hay una disminución de todas las moléculas antiinflamatorias de las que te acabo de hablar y un aumento de otras con una actividad más proinflamatoria, como los lipopolisacáridos, las aminas biógenas, el amoníaco, etc. Como consecuencia de este cambio en el ecosistema intestinal y en su actividad se altera la permeabilidad de la barrera intestinal y de la hematoencefálica, lo que aumenta el estrés oxidativo y la inflamación en el sistema nervioso central, afectando a su actividad y, si no se revierte, esta situación neuroinflamatoria predispone el desarrollo de enfermedades neurodegenerativas.

La inflamación y la oxidación son el desafío de la medicina del siglo XXI, y la microbiota nos ayuda a estabilizar ambas.

La modulación y el trabajo de recuperación de una microbiota normal, con probióticos, antioxidantes y antiinflamatorios, nos ayuda mucho a proteger el cerebro de la inflamación y la oxidación que produce el estrés emocional.

BACTERIAS INTESTINALES PROBIÓTICAS CON MAYOR PODER ANTIINFLAMATORIO Y ANTIOXIDANTE

- *Lactobacillus delbrueckii* spp. *Lactobacillus bulgaricus* B3.
- *Lactobacillus plantarum* GD2.
- *Lactobacillus plantarum* MTCC1325.
- *Ruminococcus albus.*
- *Bifidobacterium* spp.
- *Clostridium* spp.

Recuerda una vez más que para mantener tu microbiota saludable no es obligatorio que tomes probióticos, puedes conseguirlo haciendo una alimentación consciente, variada y sin restricciones nutricionales, además de mantener un estilo de vida activo, cuidar los hábitos de sueño, respetar los ritmos circadianos y de todas las opciones que te he ido comentando, encontrar la que mejor te ayude a manejar el estrés.

APUNTES SOBRE EL ESTRÉS SE COBRA CON SALUD Y SE PAGA CON ENFERMEDAD

- Una microbiota fuerte y diversa tiene muchos recursos para recuperarse del impacto que supone cualquier agresión, física o emocional.

- Aunque puedes recuperar el daño que producen los pequeños ataques a tu microbiota, su efecto puede ser acumulativo, mermando tu capacidad de recuperación y haciendo que tu microbiota esté cada vez más estresada.
- Una microbiota estresada es muy proinflamatoria porque se va perdiendo la diversidad microbiana, haciendo que tu ecosistema intestinal sea más vulnerable y menos resiliente.
- La inflamación es una respuesta fisiológica natural con la que el organismo se regula y se repara. El problema es cuando se mantiene en el tiempo.
- La inflamación y los síntomas asociados a una microbiota estresada son intestinales y también pueden aparecer en cualquier otro sitio del cuerpo.
- El estrés oxidativo es un desorden que se produce cuando tienes exceso de radicales libres de oxígeno y no suficientes antioxidantes neutralizadores para contrarrestarlas.
- La inflamación y la oxidación son el desafío de la medicina del siglo XXI, y la microbiota te ayuda a estabilizar ambas.

6

Los niños también se estresan

El inicio de la vida no fija el rumbo de la misma ni determina el resultado de su desarrollo, pero ejerce un impacto en ambos que siempre puedes modular.

Lo único constante en la vida es el cambio.
HERÁCLITO DE EFESO

Ya has visto que durante el primer año de vida construyes la microbiota y todo lo que ocurre en tu vida hasta los tres o cinco años ayuda a consolidarla y a estabilizarla. Durante este tiempo las moléculas que van produciendo tus bacterias contribuyen al desarrollo y la maduración de tu cerebro infantil.

LA MICROBIOTA ES FUNDAMENTAL PARA UN NEURODESARROLLO NORMAL

Las moléculas que producen tus bacterias intestinales favorecen:

- La diferenciación de la glía. La glía es el conjunto de células que acompañan a las neuronas. Son células de soporte estructural y metabólico que están tanto en el sistema nervioso central como en el periférico.

- La mielinización de las neuronas. La mielina es una capa que se forma alrededor de los nervios, cubriéndolos a modo de vaina o envoltura. Permite que los impulsos eléctricos se transmitan de manera rápida y eficiente entre las células del sistema nervioso, las neuronas.
- El desarrollo normal de la sinapsis. La sinapsis es el espacio que hay entre el extremo final de una neurona y el principio de la otra. A él se liberan moléculas como los neurotransmisores, que permiten la comunicación entre las células del sistema nervioso.

Circunstancias en las que por una u otra razón la microbiota y su actividad están desordenadas hace que las moléculas que producen también se alteren. Esto, sin duda, afecta a la maduración y función del sistema nervioso, así como a los comportamientos cognitivos, comprometiendo el neurodesarrollo normal.

Una microbiota sana, fuerte, diversa y variada asegura la producción de las moléculas más adecuadas, neurotransmisores y ácidos grasos de cadena corta, para el normal desarrollo de la inteligencia emocional y espiritual.

El estrés infantil

Desde que era muy pequeña mi hija Claudia ha tenido siempre un sorprendente interés y curiosidad por saberlo todo. Si jugábamos con una bola del mundo y hablábamos de los países, quería saber qué comían los niños que vivían allí, si hacía frío o calor o qué animales vivían. Le interesaba saber de dónde venían las nubes, por qué no entendía el lenguaje de los animales, por qué se podía salir el agua de un vaso y no se desbordaba el agua del mar, que era mucho más grande, etc. Tendría tres o cuatro años cuando un día, sentados en la mesa de la cocina con Juan, apenas año y medio mayor que ella y con un carácter ya entonces pausado, reflexivo y desde pequeño sintiéndose responsable de su hermana menor, se rindió a la evidencia de una tarde especialmente inquisitiva de Claudia y me dijo:

—Mamá, pero ¿vamos a tener que enseñárselo ¡todo!?

Pues así es. La infancia es un momento de la vida en el que tenemos que aprenderlo todo. Es un período en el que continuamente tenemos que adaptarnos a nuevas situaciones y a los cambios constantes que implica el crecimiento.

¿Hay estrés durante la infancia? ¿Qué estresa a un niño? ¿Qué consecuencias tiene el estrés infantil? ¿Qué repercusión puede tener en la vida adulta? Estas y otras cuestiones similares despiertan un interés cada vez mayor en la sociedad por sus implicaciones y la importante trascendencia que sabemos que conlleva.

El estrés infantil es el conjunto de reacciones físicas y psicológicas que se producen en situaciones en las que los pequeños no son capaces ni de entender ni de controlar y que, por tanto, alteran su equilibrio general.

¿Qué estresa a los niños?

— En casa. La falta de tiempo para el juego libre, no saber reconocer y expresar sus sentimientos, el acceso temprano y sin control a las pantallas, tener todo su tiempo libre ocupado con actividades extraesco-

lares, la llegada de un nuevo hermano, un mal ambiente familiar, no llevarse bien con los hermanos, padres que discuten y se faltan al respeto, el maltrato físico o psicológico, etc.
- En el colegio. No ser capaces de seguir el ritmo de aprendizaje de la clase, los exámenes, la excesiva carga de tareas para casa, muchas actividades extraescolares, los cambios de colegio, el acoso escolar, etc.

¿Cómo podemos identificar que están estresados? Pueden tener más necesidad de estar cerca de sus padres, que se altere el comportamiento, tener un exceso de irritabilidad o decaimiento o mutismo, dormir peor, podemos observar también cambios en los hábitos alimenticios, muchas rabietas o pérdida de interés por el juego. Pueden somatizar el estrés en forma de cansancio, boca seca, mareos, temblores, dolor de cabeza o de barriga, etc.

¿Sabías que un niño estresado observa el comportamiento de los adultos para aprender a gestionar sus propias emociones?

Durante los primeros años de vida, la exposición al estrés y un entorno infantil adverso puede afectar significativamente a su salud física y mental, y contribuir hasta en un 45 % al desarrollo de enfermedades mentales en los niños y hasta en un 30 % cuando se hacen adultos si no se identifica y gestiona de manera adecuada por los mayores.

El papel de la microbiota intestinal es fundamental para manejar las situaciones de estrés agudo a cualquier edad. Un ecosistema fuerte asegura la actividad normal del eje intestino-cerebro, favoreciendo así la producción de moléculas como los neurotransmisores y los ácidos grasos de cadena corta, que, como te he contado, contribuyen a estabilizar el impacto inflamatorio del estrés.

Pero si el estrés se mantiene, ¡cuidado! La exposición continuada a un aumento de nuestro temido cortisol también impacta sobre la microbiota, mermando su diversidad microbiológica, lo que hace al ecosistema más inestable. Las hormonas que se disparan durante el estrés crónico dañan de forma específica a bacterias estabilizadoras tan importantes como *Lactobacillus*, *Bifidobacterium* o *Akkermansia,* permitiendo el crecimiento de otros microorganismos más proinflamatorios como las *Enterobacteriaceae*.

Enséñale a identificar sus sentimientos

Creo que merece la pena, en la edad adulta y sobre todo en la infancia, conocer la importancia de saber identificar, reconocer y expresar los sentimientos.

Para gestionar adecuadamente las emociones es esencial comprenderlas. Identificar los afectos implica no tener miedo a hablar de uno mismo con franqueza y hablarse a uno mismo con respeto y cariño, reconocer tu historia y aceptarla y ponerte de cara con tus inseguridades. Además, saber identificar las emociones te ayudará también a gestionar tus impulsos. ¡Qué valioso todo esto en los niños y en los adultos!

Si desde la infancia quieres construir una estabilidad psicológica sólida, una de las herramientas que puedes utilizar en la educación de tu hijo es hablar con él sobre sus emociones. Pregúntale directamente cómo se siente. Debes ayudarle a identificar cada sensación, enseñarle a diferenciar entre el enfado, el cansancio y el hambre, preguntándole, por ejemplo: «¿Estás enfadado o estás cansado o tal vez lo que tienes es hambre? ». Invitarle a reconocerse emocionalmente implica encontrar con él las palabras más adecuadas que expresen lo que le pasa. Pero también puedes hacerlo indirectamente. Puedes decirle que haga un dibujo y que te hable de él, por qué ha pintado eso o por qué ha elegido esos colores.

Nely, de diez años, era la menor de siete hermanos. El padre y la madre trabajaban ambos, por lo que para mantener el orden doméstico se implicaba toda la familia y los hermanos mayores eran responsables del cuidado de los más pequeños.

Vinieron a la consulta porque aproximadamente una vez al mes, y sin relación alguna con ningún cambio alimentario ni en su entorno, tenía episodios de mucho estreñimiento, que cuando aparecían se acompañaban de dolores de cabeza y sobre todo de barriga. Otro antecedente reseñable es que, durante los últimos tres años y cada tres o cuatro meses, tenía una cistitis, para cuyo tratamiento necesitaba tomar antibióticos.

Debido a esta última circunstancia clínica le pedí el análisis más básico de su microbiota para evaluar la actividad de las bacterias inmunomoduladoras y cómo estaba su sistema inmune de mucosas. Vi que los dos estaban alterados. Sus bacterias protectoras y muconutritivas también estaban bajas.

Pusimos un tratamiento con probióticos, prebióticos, ácidos grasos monoinsaturados, etc. Ordené un poco la alimentación, haciendo hincapié en la ingesta de fruta, que tomaba muy poca.

La madre definía a su hija como una niña extremadamente sensible y muy soñadora. Cuando pregunté a Nely qué era lo que más le gustaba hacer, me dijo que pintar.

A lo largo del tratamiento pedí a los padres que observaran si notaban algún cambio en los dibujos cuando la niña tenía los episodios de estreñimiento y fue una buena idea, porque vieron que esos días las pinturas dejaban de tener color y solo usaba el lápiz negro, además de que se centraba sobre todo en ilustrar alguna escena referente al colegio.

Eso nos llamó la atención y pedí a los padres que lo comentaran con sus profesores. En efecto, Nely tenía un problema con una compañera de clase que se metía con ella y le hacía burlas por sus gafas y su precioso cabello pelirrojo.

Si bien ordenar su microbiota fue importante para corregir el estreñimiento y que desaparecieran las cistitis, detectar esa situación del colegio fue igualmente importante para que todo se resolviera.

En este caso, la niña no era capaz de encontrar las palabras para decir lo que le estaba pasando, pero su cuerpo y sus dibujos estaban hablando por ella.

En los niños, la incapacidad para reconocer y expresar una emoción es motivo de frustración y puede cronificar una situación de estrés, con el impacto proinflamatorio que eso conlleva. Pero si de adultos mantenemos esa torpeza a la hora de expresar y compartir nuestros sentimientos, podemos desarrollar lo que se conoce como una alexitimia o incapacidad de reconocimiento emocional.

La alexitimia tiene repercusiones significativas en las relaciones interpersonales, en el rendimiento profesional, en la autoestima y en el desarrollo personal. Puede contribuir a que aparezcan estados de ansiedad, depresión, problemas de concentración o somatizaciones como dolores de cabeza o síntomas digestivos.

Enseña a tu hijo cuanto antes a reconocer qué siente y cómo se siente.

El conflicto de reconocimiento emocional, a través de la actividad del eje intestino-cerebro, también va a afectar a tu microbiota, a cualquier edad.

El estrés del niño compra la inflamación del adulto

Un aspecto importante para el manejo del estrés infantil es destacar la importancia que tiene desarrollar de manera adecuada y desde el principio de la vida las habilidades introspectivas. ¿Esto qué es? ¿Y por qué es tan relevante?

La mente humana es un laberinto fascinante y complejo repleto de pensamientos, sentimientos y sensaciones íntimamente relacionados con lo que ocurre en tu vida y en tu cuerpo. Esta conexión se va organizando casi desde que naces, moldeando tanto tu carácter y forma de interactuar con el mundo que te rodea como la capacidad de conocer tu cuerpo. La introspección quizá sea el sentido menos conocido, pero es muy valioso porque te ayuda a entender y a sentir con normalidad todo lo que sucede dentro de tu organismo.

Pero ¿es posible saber qué ocurre dentro del cuerpo? Lo es y aún es más importante aprender a reconocer estas sensaciones. En cada uno de tus órganos, estómago, intestino, pulmones, piel, etc., hay unos sensores o receptores que, cuando se activan, procesan la información recibida y la envían al cerebro. Esta habilidad es imprescindible para regular funciones tan importantes como la temperatura corporal, la digestión o el ritmo cardíaco.

Cuando no somos capaces de interpretar las sensaciones corporales como normales y pensamos que algo va mal al percibirlas, estamos comprando inflamación. Un buen ejemplo son las extrasístoles cardíacas, que son latidos que se adelantan al latido cardíaco normal. Todos las tenemos en mayor o menor medida, y se pueden percibir de muchas formas. Lo habitual es notar como si el corazón nos diera un vuelco. Son absolutamente benignas, pero hay personas que, en vez de percibirlas como normales, lo que notan es una sensación como si se les parara el corazón y enseguida arrancara de nuevo. Este es un enorme error de percepción e interpretación de una situación cardíaca tan normal. Los sentimientos de ansiedad y preocupación que se generan tienen un impacto muy proinflamatorio, razonable si crees —erróneamente— que se te ha parado el corazón, aunque sea un segundo.

Cuidado con las emociones y los pensamientos asociados a la malinterpretación de las situaciones normales. Esta torpeza en la habilidad introspectiva, que se puede establecer desde la infancia, dificulta la autorregulación corporal, altera el procesamiento y manejo adecuado de tus emociones y se asocia a una mayor prevalencia de enfermedades inflamatorias y trastornos gastrointestinales en la vida adulta.

Date momentos de observación, para conseguirlo necesitas buscar tiempo vacío, tiempo no ocupado, y enseña a tus hijos a que hagan lo mismo. Esto les permitirá desarrollar al máximo sus habilidades sensoriales. Sentir con normalidad y entender lo que ocurre en el cuerpo te permitirá adquirir una conciencia corporal plena.

Deja que tu hijo se aburra

En aquella infancia de veranos largos, sin pantallas porque no existía ni internet, sin televisión porque no nos dejaban verla y sin campamentos a los que mandarnos nada más terminar el colegio, si queríamos divertirnos había que inventar cada día los juegos y los planes, y recuerdo que muchas veces nos aburríamos, claro que sí.

Nadie se ocupaba ni preocupaba por nuestra agenda recreativa. Cada día había que inventar qué hacer. Los planes del verano eran ir a bucear para coger piedras grandes, negras y lisas, pintarlas y venderlas por una peseta —0,0016 euros— en el patio de casa de mis abuelos, excursiones en bicicleta a los montes de arena para dejarnos caer rulando «haciendo la croqueta», ir a pescar al muro de la sal, ir hasta el palmeral a comer palmitos recién cogidos, saltar desde las rocas del Cañonero cuando había viento de levante o subir al faro.

Todo esto iba, por supuesto, acompañado de la aburrida y obligatoria siesta diaria y de los calurosos y eternos ratos en los que, con el sonido de las chicharras de un raso de arena que había cerca de casa, no sabíamos qué hacer. Ni a mis hermanos ni a mí se nos ocurría reclamar a nuestros padres el ahora tan habitual y demandante «¡Me aburro!».

Tantos años después recuerdo con cariño aquellos ratos tediosos que despertaron tanto mi imaginación. La experiencia personal y profesional me ha enseñado lo mentalmente sano que resulta aburrirse, en especial en la infancia.

La ciencia, que todo lo estudia, demuestra que el aburrimiento de los niños les hace pensar, optimiza la capacidad de resolución de problemas y estimula su creatividad. Inventar, imaginar y crear son claves para un correcto desarrollo y aprendizaje. Además, los ratos de hastío permiten a los niños aprender a identificar las actividades que más les gustan y que tienen más significado para ellos, lo que les será muy útil cuando sean adultos.

Microbiota y neurodesarrollo, físico y afectivo

El neurodesarrollo es un proceso meticulosamente estructurado, ordenado y secuencial que ocurre a lo largo de la vida. Empieza con el nacimiento y en su normal progreso influyen muchos factores: el entorno, la alimentación, la inmunidad/inflamación, las experiencias tempranas, diferentes tóxicos, la genética y desde luego la microbiota.

El cerebro va adquiriendo habilidades organizadas, cada vez más complejas y especializadas, que se van combinando y sumando unas a otras. Esto nos permite poco a poco ir logrando experiencia, mejorar la capacidad de adaptación y aumentar nuestro potencial para conseguir un adecuado desarrollo humano y psicoemocional.

El cerebro humano pasa por diferentes etapas de desarrollo que van desde el período embrionario hasta aproximadamente los cinco o seis años. Los bebés están listos para empezar a aprender desde que nacen. Al principio de la vida se siguen formando neuronas —neurogénesis—, todas las células del sistema nervioso migran a su localización final y se van conectando entre ellas, estableciendo millones de redes neuronales de comunicación —sinapsis— cada vez más especializadas.

Esta conexión permite la maduración de las áreas específicas del cerebro que contribuyen al normal desarrollo de las funciones sensoriales y motoras, del lenguaje, que permiten establecer los vínculos emocionales e implementar las funciones cognitivas y psicoemocionales.

Esta maravillosa secuencia de hitos que ocurren en el neurodesarrollo se adquiere con una sucesión ordenada. Cada hito va construyendo el andamiaje para el siguiente. Las nuevas adquisiciones, a través del aprendizaje y la memoria, se adaptan a las circunstancias del entorno, que están en constante cambio. Durante el primer año el cerebro triplica su peso y en él ocurren las transformaciones más relevantes de todas las que vendrán.

Vivir es experimentar sucesos consecutivos que modifican la vida.

Este proceso está orquestado por el código genético. Los genes se expresan de una forma u otra dependiendo del entorno y de la microbiota a través de lo que conocemos como epigenética. Epigenética son todas aquellas cosas de tu entorno o en tu cuerpo que regulan la expresión de los genes, sin modificar su secuencia del ADN que los compone. Por ejemplo, el entorno, la alimentación, la microbiota, el estilo de vida, el sueño, determinados fármacos, etc.

En medicina y en biología hay una controversia muy antigua que busca saber qué es más importante, qué es más determinante, la genética o la epigenética —*nature* versus *nurture*—. Tras años de investigación, hoy sabemos que si bien la genética es muy relevante, quien manda, quien más importancia clínica tiene realmente, es la epigenética.

Cuando nacemos, el sistema nervioso es inmaduro, y una de las variables epigenéticas primordiales que determinan la maduración del cerebro y el normal neurodesarrollo es la microbiota. ¿Cómo lo hace? Tus bacterias de la tripa en esa primera etapa de la vida también son inmaduras porque tu micromundo intestinal se está construyendo. A medida que este ecosistema va siendo más grande, rico y diverso va consolidando su actividad. Todas las funciones en las que está implicada la microbiota son posibles gracias a la señalización local de las propias bacterias y a los metabolitos que producen, que también van siendo poco a poco más numerosos.

Moléculas como los ácidos grasos de cadena corta, los ácidos biliares secundarios y determinados aminoácidos entrenan al sistema inmunitario local para enseñarle a controlar la inflamación. Estos metabolitos son capaces de atravesar la barrera intestinal y, cuando se absorben a través de la sangre, llegan al cerebro donde contribuyen a su maduración.

La microbiota y sus metabolitos son esenciales para el neurodesarrollo.

Pero si la microbiota está alterada, las moléculas que se producen en este contexto son responsables de alteraciones en la barrera intestinal, que desordena y aumenta su permeabilidad. Esto permite que determinados microbios atraviesen esa barrera —translocación—, lleguen a la sangre y al cerebro, donde se puede favorecer la neuroinflamación y como consecuencia puede comprometerse el neurodesarrollo.

Recuerda que contamos con la inercia y la fuerza de la naturaleza, ambas tienden al equilibrio y a restaurar siempre la homeostasis en todo el cuerpo. Los niños son «máquinas de salud» que, aunque en ocasiones se desajustan, esa inercia vital hacia la salud hace más fácil la recuperación de su normalidad.

Que el sistema nervioso al nacer sea inmaduro supone una ventaja que permite al cerebro, a lo largo del desarrollo, interactuar permanentemente con la microbiota y con el ambiente que rodea al bebé, y así poder modificarse y adaptarse a las circunstancias.

Durante el neurodesarrollo y la maduración del cerebro la estrecha interacción que se establece entre la madre y el bebé irá fortaleciendo un vínculo emocional entre ambos, que tendrá impacto sobre el desarrollo psicológico del niño hasta muchos años después.

Pilares de salud microbiológica infantil: la alimentación y el sueño

Ya te he comentado antes la repercusión que tienen la microbiota y sus metabolitos para asegurar la normal maduración del cerebro. Es por esto que debemos cuidar mucho las circunstancias que determinan la construcción del micromundo intestinal desde los primeros meses de vida.

En *Un intestino feliz* expuse con detalle la importancia que tienen el tipo de parto y lactancia para que se establezca una saludable colonización bacteriana. Siempre que en redes sociales comparto un *post* hablando de las ventajas microbianas que supone un parto vaginal y la lactancia materna, surgen comentarios de las madres que, por decisión propia o por circunstancia de salud, no tuvieron control sobre una cesárea o no fue posible la lactancia materna. Comentarios que son apesadumbrados unos y reivindicativos otros, a ambos les contesto lo mismo. Los posibles desórdenes asociados a la combinación de una cesárea y lactancia de fórmula se pueden corregir cuando se incorpora la alimentación sólida. Este momento vuelve a ser crucial si desde que empiezan los seis meses, y sobre todo a partir del año, el niño hace una alimentación completa, variada, rotacional y sin restricciones. La microbiota se equilibra y tiene la oportunidad de recuperar su normalidad.

Igual ocurre con el impacto de los fármacos, sobre todo de los antibióticos, especialmente durante los cinco primeros años de vida. Muchas veces veo en consulta a madres asustadas porque, por otitis, anginas, bronquiolitis, etc., su hijo toma o ha tenido que tomar muchos. Además de que siempre podemos usar probióticos de apoyo, recuerda que la microbiota intestinal es resiliente. Eso significa que cada vez que en nuestra vida ocurre algo que puede dañarla, como un antibiótico, el ecosistema tiene recursos para remontar esa agresión y recuperar su normalidad.

Para que la microbiota sea fuerte y resiliente, durante la infancia ya te he comentado que es esencial la alimentación, pero hay otro factor determinante: el sueño.

Para que tu hijo duerma bien no hace falta que tengas una guía de sueño

En mi generación y, por supuesto, en todas las anteriores la crianza de los niños apenas estaba determinada por los pediatras y mucho menos por otros médicos. Se recurría a ellos si había una enfermedad, pero para manejar las cosas más cotidianas de la crianza se pedía consejo a las madres o a las abuelas, y las mujeres se iban apañando solas con la experiencia del día a día. Ahora todo es diferente, escucho en consulta a madres que medicalizan en exceso y sin necesidad la infancia de sus hijos.

El sueño infantil, por ejemplo. Nadie dice a un adulto si tiene que irse a dormir solo o acompañado, si se puede levantar de la cama o si tiene o no que beber agua durante la noche. Pero cada vez leo y escucho más instrucciones y normas estrictas y en muchas ocasiones arbitrarias que dicen exactamente cómo tiene que dormir un niño.

Es importante que entendamos que el sueño es salud a todas las edades y es especialmente fundamental en la niñez.

Existen muchas maneras de dormir, en el caso de los niños, la elección es de los padres y todas son válidas, siempre y cuando se respeten la duración —horas de sueño—, los horarios —la hora de irse a la cama— y se asegure la calidad de sueño —luces en la habitación, ruidos, etc.— de nuestros hijos.

Edad	Horas diarias de sueño recomendadas
Recién nacido	De catorce a diecisiete horas.
Hasta el 1.er año	De doce a dieciséis horas, incluidas las siestas.
De 1 a 3 años	De once a catorce horas, incluidas las siestas.
De 3 a 5 años	De diez a trece horas, incluidas las siestas.
De 6 a 12 años	De nueve a doce horas.
Adolescencia	Ocho horas.
Adultos	Al menos siete horas nocturnas, siestas a parte, que no se recomiendan más largas de quince o veinte minutos.

Los problemas de sueño infantil que se mantienen en el tiempo sin corregirse comprometen la estabilidad de la microbiota intestinal, su desarrollo cognitivo, afectan al rendimiento académico y aumentan el riesgo de obesidad en la adolescencia y en la edad adulta.

No restrinjas alimentos a tu hijo

A partir del año de vida, la alimentación de los niños ha de ser completa, pueden y deben comer de todo. Por supuesto, adaptando la forma de preparar y darles los alimentos a la dificultad de masticación, pero sin restricciones dietéticas.

Una adecuada dieta es determinante para construir y mantener una microbiota saludable, con buena capacidad para digerir la fibra alimentaria. Esto es importante porque, cuando nacemos, el epitelio intestinal es inmaduro, y para desarrollarse de manera correcta necesita el estímulo de las bacterias intestinales y de las moléculas que producen en especial los ácidos grasos de cadena corta que obtenemos de la fermentación de la fibra.

Construir una microbiota sana también estabiliza la barrera intestinal y contribuye a madurar el sistema inmunitario. En el intestino se producen el 80 % de las reacciones inmunitarias del organismo, y para que todo vaya bien la microbiota es esencial.

En la infancia, determinados grupos de bacterias son auténticos entrenadores inmunitarios que enseñan a las células inmunes intestinales dos cosas muy primordiales:

1. Identificar qué tenemos en el intestino. Los niños van adquiriendo la capacidad de diferenciar si lo que hay en el intestino son moléculas normales y saludables, como un tomate o unas lentejas, y no hay que hacer nada, o si, por el contrario, son sustancias que nos pueden hacer daño, como tóxicos o microbios patógenos que podrían infectarnos.

2. Defendernos adecuadamente. Si la inmunidad local recibe la señal de que algo nos puede hacer daño, hay que poner en marcha los mecanismos de defensa, y estos tienen que ser proporcionados a la amenaza y eficaces para neutralizarla. Si la respuesta es débil, es posible que se cronifiquen y recidiven algunas infecciones, por ejemplo, otitis o bronquiolitis, tan frecuentes en los niños, en un momento en el que su sistema inmunitario está madurando. Si la respuesta es excesiva, podemos favorecer la aparición de alergias.

Por último y no menos importante, una dieta infantil sin restricciones asegura la construcción de una microbiota fuerte, que es esencial y necesaria también para la maduración del cerebro, que, al igual que la barrera intestinal y el sistema inmunitario, cuando nacemos es inmaduro.

La alimentación y el sueño son el puntal sobre el que se sustentan la salud y el rendimiento físico e intelectual de tu hijo.

Al principio de la vida se adquieren y establecen los hábitos y gustos alimentarios. Si no son los más adecuados, cuando llegue a la edad adulta serán muy difíciles de cambiar.

Apuntes sobre los niños también se estresan

- El estrés infantil es el conjunto de reacciones físicas y psicológicas que se producen cuando los niños no son capaces ni de entender ni de controlar lo que ocurre, y esto puede alterar su equilibrio general.
- El papel de la microbiota es fundamental para manejar las situaciones de estrés agudo a cualquier edad.
- Un ecosistema intestinal fuerte asegura la actividad normal del eje intestino-cerebro, favoreciendo así la producción de neurotransmisores y ácidos grasos de cadena corta que contribuyen a estabilizar el impacto inflamatorio del estrés.
- En el primer año de vida el cerebro triplica su peso y en él ocurren los cambios más relevantes de todos los que vendrán después.
- Durante el neurodesarrollo infantil el cerebro de los niños madura siguiendo una sucesión más o menos ordenada. Cada momento madurativo va construyendo el andamiaje para el siguiente, y las nuevas experiencias, a través del aprendizaje y la memoria, les permiten adaptarse a las circunstancias del entorno, que están en constante cambio durante los años de crecimiento.
- La microbiota y sus metabolitos, sobre todo los neurotransmisores y el butirato, son esenciales para el neurodesarrollo.
- Dormir bien implica salud a todas las edades y es especialmente importante en la infancia.
- No restrinjas la dieta de tus hijos. La microbiota intestinal es fuerte y estable si es diversa, y eso solo se consigue con una alimentación completa y variada.

7

¿CÓMO TE AYUDA LA MICROBIOTA A MANEJAR EL ESTRÉS?

Coge las riendas y adapta tu vida a ti.
Sé plenamente consciente de lo que necesitas y de lo que esencialmente quieres.
No dejes que las circunstancias marquen las pautas.

La apariencia de las cosas variará según las emociones, y así vemos magia y belleza en ellas, pero en realidad la magia y la belleza están en nosotros.

KHALIL GIBRAN

Ya te he contado que tus emociones y pensamientos influyen sobre la microbiota, y dado que la conexión entre el intestino y el cerebro es bidireccional, es razonable pensar que también la microbiota es una buena aliada para ayudarte a manejar tus sentimientos y hacer frente a los desafíos de la vida. Pues así es, veamos en este capítulo qué puedes hacer.

LOS CUATRO BÁSICOS QUE DEBEN SER TU RUTINA

Igual que te cepillas los dientes al menos dos veces al día para mantener una buena higiene bucal, que te lavas la cara al levantarte o que utilizas crema hidratante después de la ducha para cuidar la piel, ojalá la lectura de este libro te anime a buscar cada día cosas que puedes hacer para cuidar tu microbiota. Empecemos por los cuatro básicos: alimentación, ejercicio, sueño y control de estrés.

Tu microbiota come lo mismo que tú

Hipócrates, ya en el siglo V antes de Cristo, propuso esta máxima de salud: «Haz que tu alimento sea tu medicina». Mucho ha cambiado la alimentación desde entonces, y desde la Revolución Industrial, mucho más de lo que debería. Hemos cambiado los pucheros en los que se cocinaba a fuego lento por alimentos envueltos en cajas y plástico que tras dos minutos de microondas están listos para comer. Tal vez la vida rápida que nos impone la sociedad actual no deje mucho tiempo para aquellos pucheros, pero siempre podemos buscar la forma de que nuestra comida sea lo más natural y saludable posible.

De manera general, recomiendo hacer una dieta completa, variada, lo más rotacional posible, de temporada y de cercanía, si es posible. Mucha precaución con las restricciones de cualquier tipo, hay que tener mucho conocimiento nutricional para balancear y compensar adecuadamente los déficits de macro o micronutrientes que tiene asociada la no ingesta de determinados alimentos.

De forma más específica te voy a contar los tres grupos de alimentos que más le gustan a tu microbiota.

1. Fibra

El cuerpo no es capaz de digerir la fibra alimentaria. Ni los enzimas de la saliva, ni los ácidos del estómago, ni los ácidos biliares, ni los enzimas pancreáticos ni nada. Necesitas a la microbiota para que la digiera para ti, concretamente a la que vive al principio del intestino grueso. Las bacterias sacarolíticas fermentan la fibra, produciendo en el proceso los maravillosos y saludables ácidos grasos de cadena corta: butirato, propionato y acetato, principalmente.

La fibra que más le gusta a tu microbiota son los hidratos de carbono largos y complejos como, por ejemplo, el almidón resistente, que lo tienes disponible en:

— los tubérculos (patata, boniato, batata, yuca, etc.), puedes cocinarlos, enfriarlos en la nevera y tomarlos al día siguiente sin recalentar, fríos o solo atemperados;
— el plátano verde;
— el arroz, también al día siguiente;
— los granos y cereales integrales, sobre todo cebada, avena y trigo integral;
— las legumbres, sobre todo lentejas, garbanzos y alubias.

2. Polifenoles

Son las moléculas derivadas de las plantas más importantes para nuestra salud. Igual que la fibra resisten a la digestión, llegando casi inalterados al colon, donde interactúan bidireccionalmente con la microbiota. De su fermentación microbiana se producen ácidos grasos de cadena corta y a su vez también estimulan el crecimiento de bacterias beneficiosas. Estos son los criterios necesarios para poder catalogar a los polifenoles y al almidón resistente como prebióticos.

Los alimentos más ricos en polifenoles son:

— Fruta. Los frutos rojos (arándanos, moras, frambuesas, fresas), la granada, el mango, las manzanas y las chirimoyas.
— Verduras y tubérculos. La remolacha, las espinacas, las coles de Bruselas, el brócoli y los pimientos.
— Setas y champiñones.
— Frutos secos. Las almendras (mejor con piel), las nueces y los pistachos.
— Especias. La albahaca, el perejil y el cilantro.
— Otros alimentos que también son fuentes muy interesantes de polifenoles: la miel, el aceite de oliva, la cúrcuma, el cacao, el café y el té.

3. Alimentos fermentados

Fermentar los alimentos para alargar su conservación es una tradición ancestral. Durante la fermentación determinadas bacterias y levaduras beneficiosas transforman los alimentos. En el proceso, los azúcares y otros componentes se transforman, lo que favorece su absorción.

Los alimentos fermentados aportan vitaminas y otros nutrientes muy interesantes, además de ser una fuente de microorganismos probióticos.

Los alimentos fermentados que has de incorporar, unos u otros, a tu dieta diaria son:

— Yogur, cuajada o kéfir. Se elaboran fermentando la leche animal con levaduras y bacterias acidolácticas.
— Vegetales fermentados: chucrut alemán o *kimchi* coreano.
— Fermentados de soja: *tempeh* y *natto*.
— Miso. Es un fermentado de semillas de soja y cereales como cebada, arroz, alforfón, mijo, centeno, trigo, semillas de cáñamo y sal marina.
— *Kombucha*. Es un té fermentado por diferentes tipos de microorganismos probióticos.
— Alimentos encurtidos, como las aceitunas, los pepinillos, las alcaparras, los ceviches o los escabeches.
— *Gundruk*. Es un fermentado y escabechado de vegetales de hoja verde, originario de Nepal.

A tu microbiota no le gusta nada:

1. Los carbohidratos refinados

También llamados carbohidratos simples o procesados. Son alimentos sin valor nutricional, calorías vacías y proinflamatorias. El pan blanco, la pasta blanca, el azúcar blanco —el azúcar de color marrón también está refinado si tiene forma de cristalito—, los cereales procesados y azucarados, etc.

2. Los ultraprocesados

Un alimento podemos decir que es ultraprocesado cuando se elabora a partir de componentes ya procesados, no contienen ingredientes frescos en su presentación final y tienen muchos aditivos. Se venden para ser consumidos directamente.

Cualquier comida que compres lista para consumir y que venga en una caja de cartón, envuelta en plástico o emblistada es un ultraprocesado.

3. Las grasas saturadas trans

Las grasas son una parte indispensable y muy saludable de nuestra alimentación, pero no todas son iguales. Las trans son las peores. Se producen cuando sufren un procesado industrial que convierte los aceites líquidos en grasas sólidas.

La margarina es el ejemplo más común. De cualquier forma, mira la etiqueta de lo que compres porque muchos alimentos pueden contenerlas: aperitivos preparados salados, algunos alimentos precocinados y comidas tipo *fast food*, pastelería y bollería industrial, etc.

4. Aditivos, conservantes, colorantes, edulcorantes artificiales, etc.

Son sustancias químicas que se añaden a los alimentos para modificar sus características, olor, sabor, color, textura, etc. También sirven para mejorar el proceso de elaboración o alargar la fecha de caducidad del alimento. En el etiquetado, los encontrarás nombrados con la letra E, seguida de tres o cuatro números.

En general, te recomiendo evitarlos todos, si bien alguno de ellos es especialmente proinflamatorio como E621 (glutamato monosódico), E221 (sulfito sódico), E551 (dióxido de silicio), E171 (dióxido de titanio), E951 (aspartamo), E951i (sacarina), E955 (sucralosa), E968 (eritritol), E102 (tartracina), etc. Consulta las guías de toxicidad y efectos secundarios de los aditivos alimentarios.

¿Cómo evitar este último grupo tan poco saludable, proinflamatorio y destructor de tu microbiota? Pues es muy fácil. No compres comida, compra alimentos y cocina en casa. Haz recetas muy sencillas o más elaboradas, como prefieras, pero cocina tú. En ese caso ya verás qué pocas etiquetas vas a tener que comprobar.

Si en este momento estás pensando que no tienes tiempo, te apunto algo que digo siempre a mis pacientes: el tiempo hay que gestionarlo de acuerdo a prioridades organizativas, y tu salud lo es.

Dale un respiro a tu microbiota, te lo agradecerá

La microbiota, como el resto de los órganos del cuerpo, trabaja de forma diferente por la noche y por el día. Durante el día, además de mantener su propia actividad, cada vez que comes la pones a trabajar para ayudarte a hacer la digestión de los alimentos, sobre todo de la fibra. Si comes cinco veces al día, la obligas a trabajar para ti cinco veces al día. ¡Déjala un poco tranquila, te lo agradecerá!

Tu microbiota no pasa hambre aunque dejes de comer.

Si restringes la ingesta de alimentos, tu microbiota no pasa hambre porque puede alimentarse perfectamente de las células del epitelio intestinal, que se van descamando en su proceso de rápida renovación, y de las glucoproteínas que forman la capa de moco que tapiza por dentro la pared del intestino.

Entendido que la microbiota no pasa hambre, hablemos de los beneficios que tiene el reposo digestivo para ella y para ti. Te cuento los tres principales:

1. Aumentar la estabilidad de tu ecosistema intestinal. El tiempo que dejas descansar a tus bacterias, no obligándolas a trabajar para ti, les permites trabajar para ellas mismas. Recuerda que la microbiota es resiliente, que tiene recursos propios para mantenerse estable e incluso para recuperarse frente a agresiones externas, como fármacos, gastroenteritis, estrés o cualquier otra circunstancia que pueda alterarla, pero para conseguirlo no puede estar distraída o entretenida funcionalmente en otras cosas. El reposo digestivo fortalece la estabilidad de la microbiota y asegura el normal funcionamiento de sus recursos de recuperación.
2. Permitir la actividad del complejo motor migratorio o CMM. El CMM es un movimiento muscular de la pared del estómago y del intestino que permite mantener limpio de detritus el aparato digestivo porque su actividad motora arrastra los restos de alimentos que quedan después de la digestión que no se han

absorbido. Es un eficaz barrendero intestinal cuya actividad, además, protege frente al sobrecrecimiento de bacterias, previniendo el desarrollo de un SIBO.

3. Flexibilidad metabólica. El cuerpo está preparado para obtener energía de muchas maneras diferentes, pero en el mundo occidental estamos tan sobrealimentados que esa diversidad de rutas metabólicas están completamente dormidas. No las necesitas activas porque la excesiva disponibilidad de comida ha ido haciendo a tu cuerpo vago. El comer constantemente ha hecho que poco a poco solo recuerdes la forma de tener energía si comes y, si no lo haces, «me muero de hambre», ¿te suena? La flexibilidad metabólica es la capacidad que tiene el organismo de utilizar diferentes fuentes para obtener energía. La microbiota te ayuda a conseguirlo, si la dejas, claro.

El reposo digestivo del que hablo también se conoce como ayuno intermitente. Esto implica cada día separar la cena del desayuno un número determinado de horas, lo que permite a la microbiota tener horas de actividad diurna en las que puede trabajar solo para ella.

El ayuno se puede hacer de muchos modos y no todo el mundo puede hacerlo. Lo podrías plantear como:

— Ayuno de días alternos. Consiste en hacer una dieta normal un día y ayunar completamente o hacer una pequeña comida (menos de 500 calorías) al día siguiente.
— Ayuno 5:2. Consiste en hacer una dieta normal cinco días y ayunar solo dos días a la semana.

— Ayuno diario a tiempo restringido. Come con normalidad, pero solo dentro de un número determinado de horas cada día. Se puede hacer el ayuno 12/12, 14/10, 16/8 o 20/4.

El más generalizado y más conocido es el ayuno 16/8, en el que cada día has de separar la cena del desayuno dieciséis horas, repartiendo la ingesta de alimentos en las ocho horas restantes. En esta pauta de ayuno solo caben dos comidas y para la microbiota es algo mejor saltarse la cena que el desayuno.

Pero, cuidado, no todo el mundo puede hacer ayuno y este siempre ha de ser supervisado por un profesional.

Ni se te ocurra plantearte hacer ayuno intermitente si tienes una enfermedad metabólica del tipo que sea o desordenes hormonales no controlados, si estás embarazada o lactando. El ayuno también está contraindicado en los niños, en las personas que tengan insuficiencia renal crónica o cualquier trastorno de la conducta alimentaria, tampoco puedes ayunar si tu índice de masa corporal, que es la relación entre tu peso y tu talla, está por debajo de dieciocho y medio. Si no te pasa ninguna de estas cosas y estás acostumbrado a comer cuatro o cinco veces al día, no te recomiendo empezar directamente a hacer un ayuno 16/8. Tu cuerpo ha de acostumbrarse poco a poco a esa restricción y redistribución nutricional, ha de aprender a buscar formas de obtener energía, despertando despacito esas rutas que tenemos preparadas para ello, pero que como te decía antes están tan dormidas.

Forzar un ayuno puede causar cansancio físico, fatiga mental, insomnio, náuseas y dolores de cabeza. Deja que sea un profesional quien organice tu alimentación y te recomiende los mejores patrones horarios de acuerdo a tu situación de salud y a los objetivos que se desean conseguir. En el contexto del ayuno hay que asegurar un buen balance nutricional de macro y micronutrientes, así como mantener la estabilidad glucémica.

En redes sociales muchas veces me piden que me posicione y comparta con todos qué opino acerca del reposo digestivo. Ayuno intermitente, sí, si se puede. Si no, he contado muchísimas formas para empezar a cuidar la microbiota.

¿Qué hay detrás de los antojos?

Elegir qué comida vas a comer y cuáles son los nutrientes más adecuados y de mejor calidad es esencial para asegurar tanto tu salud y bienestar como la de tu ecosistema intestinal.

El estado de la microbiota, en general, y en particular determinados microorganismos, como las bacterias acidolácticas, interactúan con los nutrientes y son uno de los factores que influyen en la toma de las decisiones culinarias y en tu conducta alimentaria.

Tu cuerpo, buscando siempre su equilibrio y homeostasis, puede detectar el déficit de cualquier nutriente esencial y esto es capaz de despertar un apetito fuerte y específico que te impulse a comer cualquiera de los alimentos que puedan contenerlo. Es más, puede incluso despertar al cerebro para organizar tus pensamientos y conducta, guiando tus acciones enfocándolas solo para buscar la forma de encontrar y comer ese alimento concreto por el que tienes antojo.

Por ejemplo, es habitual que cuando tu cuerpo descubre que faltan determinados aminoácidos esenciales, aumenten las ganas de comer proteínas. Otro ejemplo en el que seguro te reconoces es el deseo de comer dulce. Es habitual oír «El cuerpo es que me pide azúcar». Esta compulsión se puede deber a muchas causas, entre las que está el sobrecrecimiento de determinados hongos intestinales, como la *Candida*. Pero también el organismo te pide azúcar después de un ejercicio intenso, físico o mental, porque es un carbohidrato de absorción rápida que te aporta energía casi inmediatamente —aunque luego esta dure poco—.

Cada vez hay más pruebas que demuestran el papel de la microbiota en la modulación de nuestra preferencia por unos u otros alimentos. El metabolismo de los nutrientes por parte de las bacterias intestinales fomenta el desarrollo de un aprendizaje que va dando forma a tus preferencias alimentarias. Esto añade información que puede ser valiosa para que un profesional entienda qué está pasando para que elijas unos u otros alimentos.

La microbiota te habla bajito y se hace oír, regulando tu apetito y modelando tu comportamiento nutricional.

Después de leer esto, por favor, que nadie se vuelva loco buscando compulsivamente saciar un antojo, pensando que si no lo hace está desatendiendo una necesidad nutricional esencial. Y por supuesto, nunca te diagnostiques a ti mismo una candidiasis porque te apetezca comer algo dulce cada día después de comer. Hay muchas razones implicadas, unas son fisiológicas, orgánicas y microbiológicas, pero otras son meramente conductuales y emocionales. Deja que sea un profesional quien determine su importancia y trascendencia real.

Espabila, no te quedes parado

La actividad física y estar en movimiento son inherentes al ser humano desde que existimos. Por desgracia, la evolución social y laboral a lo largo del siglo pasado ha cambiado nuestro estilo de vida, haciéndonos cada vez más sedentarios, y eso, sin duda, ha aumentado nuestra predisposición a enfermar.

¡Muévete!

El deporte practicado regularmente:

— Aumenta la diversidad microbiana. Solo esto es un magnífico seguro de salud y estabilidad para tu microbiota intestinal.
— Incrementa el porcentaje de microorganismos intestinales estabilizadores *(Eubacterium, Akkermansia, Faecalibacterium, Roseburia* o *Bifidobacterium).*
— Favorece y mantiene una relación estable entre los miembros más eficientes de la microbiota.
— Estabiliza la inflamación intestinal.
— Mejora el estrés oxidativo.
— Refuerza la barrera intestinal y normaliza su permeabilidad.

— Activa la función del eje microbiota-intestino-cerebro y del nervio vago.
— Aumenta la producción de ácidos grasos de cadena corta y de neurotransmisores.

Más allá de todos estos beneficios del intestino y para tu microbiota, el ejercicio físico, practicado con regularidad, también previene las patologías neurodegenerativas, metabólicas, endocrinas e inmunitarias.

Hoy sabemos que, entre todos, el ejercicio de fuerza es el que ha demostrado tener los efectos más beneficiosos, sobre todo si lo practicas por la mañana, y, por supuesto, con regularidad.

Respeta tus ritmos circadianos, descansa y duerme

El cuerpo y la mente, de forma natural, trabajan de manera diferente dependiendo de la hora del día. Tu metabolismo, la producción de sustancias —neurotransmisores, ácidos grasos de cadena corta, hormonas, enzimas digestivos, etc.—, la actividad del cerebro y la del resto de los órganos son distintos si es de día o de noche.

Los ritmos circadianos son los que determinan la ritmicidad del cambio en las características físicas y mentales que ocurren en el transcurso de todo un día. La palabra circadiano significa 'relativo a un período de aproximadamente veinticuatro horas'.

El reloj biológico del organismo que controla la secuencia de los ritmos circadianos se encuentra en una región del cerebro llamada hipotálamo, cuya actividad depende de la luz.

Las señales que envía el hipotálamo viajan a diferentes áreas del cerebro, incluida la glándula pineal. Al final del día, cuando va decayendo la luz y todo está más oscuro, la glándula pineal empieza a producir melatonina, que es responsable de la sensación de somnolencia. Al amanecer, con la llegada de la luz, se suspende la producción de melatonina, lo que induce y ayuda a que por la mañana nos despertemos. Las oscilaciones en la síntesis de melatonina durante los ciclos sueño/vigilia marcan los ritmos circadianos.

Una curiosidad es que el hipotálamo también controla los cambios de la temperatura corporal y de la presión arterial que ocurren durante el sueño. Esto está relacionado con lo que ya te he comentado: dormimos mejor si la temperatura de la habitación es fresca.

Puedes fomentar la estabilidad y normal secuencia de los ritmos circadianos de muchas formas:

— Mantén horarios y rutinas estables antes de irte a la cama. Procura no hacerlo más tarde de las once y media o las doce de la noche.
— Come a horarios regulares. La cena ha de ser ligera y estar separada al menos tres horas del momento de acostarte.
— Evita largas siestas diurnas. Si das una cabezada a medio día, después de comer, procura que no dure más de quince o veinte minutos.
— Realiza actividad física con regularidad y, como te he dicho, hazlo mejor por la mañana.

— Limita el consumo de cafeína, bebidas alcohólicas y nicotina, sobre todo en la segunda parte del día.
— Maneja la exposición a la luz. La llegada de la electricidad que se controla solo dependiendo de un interruptor si hay luz o no volvió un poco loca a nuestra glándula pineal, rompiendo la secuencia natural de luz de día y oscuridad de noche. Modula esto, evitando exponerte a la luz blanca y azul después del atardecer. Son las que más bloquean la síntesis de melatonina.

Dormir bien es antiinflamatorio.

La microbiota, como el resto de tu organismo, también responde a la cronorregulación. Eso significa que las bacterias trabajan de forma diferente durante el día o por la noche. Esta normal secuencia de actividad es determinante para asegurar los ritmos, que también tiene la actividad del sistema inmune en el intestino. ¿Y sabes por qué esto es tan importante para la salud? Porque una actividad inmunitaria normal es un maravilloso seguro antiinflamatorio.

El estrés no hay que evitarlo, hay que saber manejarlo

Lo primero que hay que hacer es saber reconocer el estrés. Es importante identificar cuándo una reacción normal y saludable frente a un cambio o desafío empieza a ser un problema que puede afectar a tu salud.

La ansiedad y el agobio que acompañan a las situaciones estresantes que se mantienen en el tiempo hacen que muchas personas se refugien en hábitos poco saludables. Erróneamente sienten que eso las ayuda a relajarse. Hablo de comer en exceso, fumar, beber alcohol o consumir drogas. Estos comportamientos podrían contribuir a hacer que te sientas mejor en un primer momento, pero sin duda te perjudican más de lo que te ayudan.

En vez de eso, para reducir el estrés, y además de lo que te he ido comentando, te propongo que pruebes alguna de estas cosas:

— Haz algo que disfrutes. Cuando estás más agobiado, respira y lee un buen libro, escucha música, ve de nuevo esa película que ya has visto veinte veces, llama a un amigo o ¿qué otra cosa te divierte y entretiene hacer?
— Atrévete a probar nuevas formas de relajarte, individuales o en grupo, con una aplicación de móvil o de la mano de un lama budista, como quieras. Prueba la meditación, el *mindfulness,* la respiración consciente o contemplativa, haz yoga, taichí o *chi kung*, ¿qué te apetece más?
— Disfruta todo lo que puedas y siempre que te sea posible con tus seres queridos. El tiempo con la familia y los amigos es un tiempo de oro que sin duda te ayudará a sentirte mejor.
— Cambia poco a poco tu perspectiva y ten una actitud más positiva. En vez de lamentarte porque otra vez algo te ha salido mal, reflexiona qué ha provocado ese final y busca alternativas para que no vuelva a ocurrir.
— Reconoce que hay cosas que no pueden cambiar y simplemente acéptalas. Si cada día tardas una hora

en llegar al trabajo, deja de quejarte por ello y busca maneras de entretenerte o relajarte por el camino.

— Evita las situaciones estresantes siempre que te sea posible hacerlo. No escuches ni respondas a una provocación o una discusión, salvo que sea algo muy importante, y muy pocas cosas en realidad lo son.
— Aprende a decir que no y establece prioridades. Muchas veces el origen del estrés es la multitarea. Aprende a poner límites a los demás y a ponértelos a ti mismo. También es mentalmente muy sano pedir ayuda cuando la necesites.
— Haz una dieta saludable, sin restricciones, variada, rotacional y, si puedes, de temporada.
— Una y otra vez te propongo el ejercicio como válvula de escape en los momentos que te sientas más agobiado. Si es al aire libre, mejor.
— Duerme lo suficiente y las horas adecuadas. El día que te despiertas habiendo descansado bien, ¿a que lo ves todo con más claridad y sientes más energía? Esto hará que te resulte más fácil afrontar cualquier problema o situación complicada.

Seguro que te animas con más de una.

A veces solo necesitamos silencio para respirar y estar en paz con lo que tenemos dentro.

Hacer algo diferente de las cosas que venías haciendo es lo que te permitirá conseguir metas nuevas y llegar tal vez a insólitos destinos.

Otras cosas que te ayudarán a sentirte bien

Cada una de tus células procesa en cada instante todas tus experiencias vitales y cada uno de tus pensamientos y emociones. La depresión, por ejemplo, «arrasa» el sistema inmunológico, y la serenidad y la alegría lo fortifican. Otro ejemplo. Cuando recordamos una situación negativa o triste, se liberan las mismas hormonas y metabolitos bioactivos proinflamatorios que cuando sucedió. Hasta las lágrimas generadas por el dolor o la pena contienen trazas químicas diferentes que las lágrimas de alegría.

¿Cómo está tu cuerpo hoy? Recuerda lo que pensaste y cómo te sentiste ayer. ¿Cómo estará tu cuerpo mañana? Seguro que mejor si cuidas tus pensamientos y emociones durante todo el día de hoy. No siempre somos lo que creemos ser, sino lo que pensamos y sentimos sin ser conscientes de ello.

Shakespeare no estaba siendo metafórico cuando, a través de Próspero, dijo:

«Estamos hechos de la misma materia que los sueños».

Voy a compartir contigo una lista que he ido haciendo a lo largo de los años. Son reflexiones y propósitos que han sido motores vitales que han tenido diferente fuerza y prioridad en distintos momentos de mi vida. Te propongo que la ordenes de acuerdo a lo que más te resuene en este momento y, si quieres, te invito a completarla con los tuyos:

— Da igual la edad que tengas, busca ser la persona que siempre quisiste ser. No vayas por la vida con una máscara.

— Puedes ser tu peor enemigo, no lo permitas. Háblate con respeto, un amigo nunca toleraría que le hablaras como a veces te hablas a ti mismo. Y como ya te he propuesto en algún otro momento del libro, sonríete frente al espejo de vez en cuando. La autocrítica está muy bien, pero planteála de forma constructiva.
— La queja es legítima, pero ten cuidado. Si reconoces que algo no te gusta o no estás bien en algún sitio y no haces nada, te inmovilizas y bloqueas tu capacidad de resolver esa situación o de salir de ese lugar que te incómoda.
— No es obligatorio atender la demanda social de la inmediatez. Un wasap puede estar sin contestar más de un día aunque quien te lo ha mandado sepa que lo has recibido y leído.
— Analiza y prioriza lo que realmente es importante para ti. Cuanto más reflexiones sobre esto, más corta será tu lista de cosas imprescindibles.
— Conéctate con tus propósitos, dale ilusión a tu cerebro y cree firmemente que lo que deseas es posible, solo eso transformará la manera en la que el cuerpo se prepara para conseguirlo.
— La no acción es también una bonita forma de plantear algunos tiempos de tu vida. No siempre tienes que estar haciendo algo ni algo productivo. Esta reflexión no es apta para personas perezosas, ja, ja, ja, la tiene que pensar quien no es capaz de parar.
— Evita dejar todo para mañana. No pospongas hacer tareas importantes ni aplaces la toma de decisiones que son relevantes.

— Da igual que no salgan las cosas como tenías pensado, acepta qué ha pasado o inténtalo de nuevo.
— Hazte responsable de tus decisiones y asume las consecuencias sin escaparte de ellas.
— No te hagas cargo ni te sientas responsable de lo que no te corresponde. Esto no invita al individualismo ni fomenta el egoísmo, solo legitima tus límites, todos los necesitamos.
— Al principio y al final del día, durante un ratito, párate. Busca instantes de silencio y conéctate con la respiración, eso abrirá las puertas y las ventanas de tu mente y de tu conciencia.
— Detente y disfruta de las cosas pequeñas: un amanecer o una puesta de sol, observar las nubes, flotar en el mar, mirar el hipnótico giro de un faro, un beso en la frente, una mirada cómplice, una sonrisa en el momento adecuado, un abrazo, esa mirada, las caricias que apenas son un roce, comidas que se convierten en cenas, la sombra de una parra frente al mar, brindar por cualquier cosa y siempre «por la vida», el olor de los armarios de ropa blanca de tu madre o de tu abuela, etc.
— Sé compasivo. Nada tiene que ver esto con la misericordia religiosa, ni siquiera con la empatía. Ser compasivo implica tener la capacidad de reconocer y querer aliviar el sufrimiento ajeno, es también la capacidad de entender el propio. Ser compasivo también conlleva tener la intención genuina de aliviarlo y prevenirlo, de acompañar a quien se enfrenta a él.
— Se puede navegar siempre: si se rompe la vela mayor, recuerda que tienes otras velas: un foque, un génova,

un tormentín o un trinquete, que te ayudarán a seguir adelante, encuentra cuál es la tuya.

Desde ya, y a partir de ahora, busca cada día de forma proactiva ratos de placer, paz, alegría, risa, ilusión, etc. Observa y piensa al final de la semana qué ha pasado.

Las bacterias también curan

A estas alturas del libro seguro que ya he conseguido que entiendas que la microbiota no se mantiene con probióticos, sino con una alimentación saludable, un estilo de vida activo y tu actitud vital positiva. Entonces, ¿los probióticos no sirven de nada? Por supuesto que sirven y mucho, pero solo tenemos que usarlos si necesitamos revertir una situación de desorden microbiológico que se ha cronificado en el tiempo y a la que se asocia cualquier tipo de sintomatología clínica: digestiva, hematológica, metabólica, dolores de cabeza, etc.

¿Qué tipos de probióticos hay? Muchísimos, y entre ellos no se diferencian por la marca comercial o el laboratorio que los fabrica, que desde luego han de cumplir los estándares de calidad en cuanto al proceso de estabilización de las cepas microbianas.

Los probióticos se diferencian por su composición, su proceso de estabilización y su actividad

- De acuerdo al número de microorganismos que contienen, los hay de baja o de alta carga microbiana.

- Pueden ser monocepa, si tienen una sola bacteria, o multicepa, si contienen microorganismos diferentes.
- Los hay de origen bacteriano o fúngico.
- Los hay de origen humano o animal.
- De acuerdo a su señalización, podemos elegir probióticos con actividad estabilizadora, inmunomoduladora, neuroactiva, etc.
- De acuerdo a su proceso de estabilización:
  - Primera generación: bacterias liofilizadas.
  - Segunda generación: su estabilización asegura la resistencia al pH ácido del estómago.
  - Tercera generación: bacterias liofilizadas en polvo, individualizando en revestimiento de cada microorganismo.
  - Cuarta generación: con un doble revestimiento que asegura una mayor viabilidad de las cepas probióticas.

Todos ellos contienen cepas de microorganismos vivos, adecuadamente estabilizadas y en una cantidad suficiente para asegurar que su ingesta aporta beneficios para la salud.

Cuando alguien me pregunta cuál es el mejor probiótico, o qué probiótico le recomiendo, la respuesta siempre es «depende». Porque realmente entre los cientos de probióticos disponibles en el mercado debemos elegir uno u otro, la dosis y la duración del tratamiento de acuerdo al objetivo que queramos conseguir.

Merece la pena destacar algo que se ha generalizado mucho en relación con la elección del probiótico, que es buscar la cepa concreta que en su estudio de microbiota ha salido baja. Como si lo que buscáramos fuera rellenar un hueco que hemos descubierto. Este es un tremendo error. La elección de uno u otro probiótico ha de hacerse de acuerdo a cómo sabemos que va a trabajar ese microorganismo concreto o la sinergia de varios en el intestino.

Lo que buscamos en un probiótico es su acción, no que actúe como relleno.

El mercado de la suplementación también ofrece la posibilidad de abordar la recuperación de la microbiota con prebióticos. Estos son diferentes tipos de fibra alimentaria que nosotros no podemos digerir, pero que es el alimento que asegura la supervivencia y actividad de determinados microorganismos. También hay muchísimos e igual que los probióticos debemos elegir el que más nos interese, de acuerdo a las bacterias que queremos fomentar.

Principales tipos de prebióticos

- Inulina y fructooligosacáridos (FOS): miel, cerveza, cebolla, ajo, puerro, espárragos, cereales, alcachofas, plátano, achicoria o agave.
- Galactooligosacáridos (GOS): legumbres, cebolla, lechuga, brócoli, alcachofa, plátano verde o patatas.
- Oligosacáridos de la leche materna (HMO, por sus siglas en inglés).
- Almidón resistente: tubérculos (patata, boniato, batata, yuca, etc.), plátano poco maduro, arroz (principalmente el de grano largo, la avena y legumbres). La obtención del almidón resistente de estos alimentos se optimiza si los cocinamos, los dejamos enfriar un día en la nevera y los comemos al día siguiente sin calentar, solo atemperados.

- Los principales prebióticos emergentes son: xilooligosacáridos (XOS), isomaltooligosacáridos (IMO), polidextrosa, oligosacáridos de soja (SBOS), betaglucanos (setas y champiñones) y pectina (manzana, pera y zanahoria).
- Hay nuevos candidatos a prebióticos como pectoologosacáridos (POS), polidextrosa (PDX), exopolisacáridos bacterianos (EPS) y polisacáridos de macroalgas.

Los prebióticos están presentes de forma natural en numerosos alimentos de origen vegetal y en la leche materna. Las principales fuentes naturales de prebióticos son la fruta, las verduras y los cereales. Son especialmente interesantes la alcachofa, la raíz de achicoria, el puerro, el espárrago, el plátano —no muy maduro—, el ajo, la cebolla, la miel, los anacardos, los altramuces, los garbanzos y los pistachos.

Nuestros antepasados cazadores-recolectores consumían con los alimentos hasta ciento treinta y cinco gramos de fibra prebiótica al día. La alimentación occidental más moderna solo aporta entre uno y cuatro gramos diarios en Estados Unidos y entre tres y once gramos al día en Europa.

Una vez más, estos datos ponen de manifiesto todo lo que la alimentación puede hacer por tu microbiota.

El bienestar es un concepto, sin duda, microbiológico

En *Un intestino feliz* ya te expliqué, y también lo he hecho en este libro, las muchas formas y caminos por los que la microbiota tiene un papel clave en tu sensación de bienestar, en tu comportamiento emocional y en la regulación general de tu salud mental y física.

Una microbiota sana asegura la producción de neurotransmisores, como serotonina, dopamina, oxitocina, GABA, etc., de los que ya te he hablado también, y que son tan importantes para asegurar todas tus emociones positivas: alegría, motivación, placer, buen humor, serenidad, sosiego, paz, etc. Tus bacterias intestinales igualmente producen ácidos grasos de cadena corta y otras moléculas neuroactivas que salen del intestino y por el torrente circulatorio llegan al cerebro y hablan de manera directa con tus neuronas.

Relación estrecha entre tu sensación de felicidad y la composición y riqueza de tu microbiota

- La percepción de emociones positivas es mayor en personas con más diversidad en su ecosistema intestinal.
- Se ha visto la sorprendente asociación específica de una bacteria llamada *Prevotella* con los niveles más altos de respuesta emocional.
- La familia *Lachnospiraceae* está muy asociada con la sensación de bienestar afectivo.
- Las personas más abiertas, diligentes y concienzudas, las que tienen una personalidad más positiva y mejor percepción de calidad de vida tienen mayor cantidad de *Faecalibacterium, Coprococcus* y *Lachnospiraceae.*
- Las personas con tendencia depresiva y con peor sensación de calidad de vida tienen menor abundancia relativa de *Faecalibacterium* y de *Bacteroides.*

Hay una estrecha relación entre el bienestar de la comunidad de tu micromundo intestinal, de su composición y diversidad con la felicidad, la sensación de bienestar y la salud emocional.

Susana era una mujer de treinta y cuatro años que había padecido colon irritable, ya tratado por otro profesional, con buena evolución.

—La tripa adquiere vida propia y eso me afecta muchísimo al estado de ánimo —me dijo cuando vino a consulta la primera vez.

Esto estaba asociado al cansancio y en ocasiones también a situaciones emocionales.

Al hacer la historia clínica, efectivamente constaté que a diario apenas tenía sintomatología alguna. Pero cuando algo se complicaba en su vida, personal o profesional, o estaba muy cansada, volvían la hinchazón de tripa, el dolor de barriga y su tránsito intestinal se enlentecía de nuevo y volvía a estar un poco estreñida.

El estudio de su microbiota era prácticamente normal, pero llamaba la atención que, en ese buen contexto microbiológico, el número total de bacterias estuviera bastante bajo.

Seguro que cuando el colon irritable estaba activo ya tenía poca carga microbiana, pero a lo largo del tratamiento que realizó esto no se resolvió. No porque se plantearan las cosas mal, sino porque Susana «por un trauma infantil» no comía verduras.

Le expliqué que la diversidad microbiana es lo que asegura que el ecosistema intestinal sea estable, y que eso solo se consigue si la alimentación es completa y variada.

La restricción de todas las verduras implicaba la falta de muchos macro y micronutrientes, especialmente vitaminas, minerales y la fibra.

Es muy difícil conseguir una microbiota fuerte si el paciente hace restricciones nutricionales de cualquier tipo.

En este caso, la falta de un grupo tan importante de alimentos impedía que la microbiota respondiera de manera adecuada a las situaciones más proinflamatorias, que para Susana eran el estrés emocional y el cansancio.

Un probiótico básico de estabilización, un prebiótico con almidón resistente y encontrar las verduras y la forma de cocinarlas que le permitieron incorporarlas a su dieta fue la clave de la resolución de su vulnerabilidad microbiológica y afectiva.

Una microbiota fuerte también es resiliente, ¿recuerdas? El ecosistema intestinal tiene recursos para recuperarse sin ayuda cuando algo le hace daño: un tóxico, un fármaco, una gastroenteritis, el estrés, etc. Esta resiliencia microbiológica intestinal implica también resiliencia emocional.

La resiliencia microbiológica es resiliencia vital.

Pero, ¡cuidado!, recuerda que según la bidireccionalidad funcional del eje intestino-cerebro de la que ya he hablado, el estrés y la ansiedad también afectan a la microbiota, reducen significativamente su diversidad, fomentan su desorden y favorecen el desarrollo de la disbiosis y de la inflamación.

Podemos manejar esta situación con las recomendaciones que te hago siempre: alimentación consciente, ejercicio continuado, buenos hábitos de sueño y practicar a diario técnicas para el manejo del estrés. Los médicos también te podemos ayudar a recuperarte, rompiendo el círculo vicioso que se establece y retroalimenta de forma negativa entre una microbiota desordenada y la sensación de encontrarte mal física y emocionalmente. Algunas de las bacterias que te he comentado que tienen una actividad psicoactiva y neuroactiva se comercializan como probióticos, son los llamados psicobióticos.

Es importante recordar siempre que, aunque seas una persona fuerte, y más si no lo eres tanto, el estrés o este estilo de vida actual, que parece que solo puede ser rápido, porque si no es así no es eficaz y si no es así no puede ser exitoso, esta forma de vivir, altera tu microbiota y tarde o temprano también te afectará a ti.

«Vivir es nacer a cada instante».
Erich Fromm

Se puede ser muy proactivo para mantener y recuperar tu micromundo intestinal. Sé consciente y pon en marcha, de entre todas las recomendaciones que te he propuesto en el libro, ¿una a la semana?, no parece mucho. Poco a poco irás notando que te sientes mejor porque tu microbiota también lo estará.

Apuntes sobre cómo te ayuda la microbiota a manejar el estrés

- Haz que el cuidado de la microbiota sea una rutina diaria más.
- Tu dieta ha de ser completa, variada, rotacional y si es posible estacional, comiendo alimentos de temporada. Saca de tu lista de la compra la comida hecha o medio hecha y compra ingredientes para cocinarla tú.
- Si no hay contraindicaciones expresas, deja de comer un poco.
- Además de tener una vida activa, practica el deporte que más te guste o que más se adecue a tus circunstancias físicas y haz de este hábito una costumbre.
- Busca mejorar todo lo que puedas la calidad de tus horas de sueño y respeta los ritmos circadianos: la noche es el momento de dormir y durante el día es cuando hay que estar despierto. Solo con esto tan básico el cuerpo funcionará mejor.
- Encuentra el camino para gestionar tu vida y manejar el estrés.
- Detrás de tus sentimientos y pensamientos hay moléculas que pueden ser antiinflamatorias o proinflamatorias. Cuida mucho lo que tienes en la cabeza y con qué actitud emocional vives.
- Para recuperar los desórdenes de microbiota más importantes o con más impacto clínico, en el tratamiento podemos seleccionar probióticos y prebióticos específicos de acuerdo al estado del paciente y al objetivo terapéutico que queramos conseguir.

Epílogo

Con una edad en la que quizá hayas tropezado ya más de una vez, es de personas grandes no dejar de caminar.

Es de valientes seguir adelante y darte cada día la oportunidad de entender que la vida que te enfermó no puede ser la misma que te sane.

Encuentra el camino para descubrir que, aunque te sientas en un lugar en el que no parece haber salida, dentro de ti hay una energía capaz de dejar atrás todo aquello que te desordenó a ti y a tu microbiota, y hallar el rumbo que os devuelva la salud a ambos.

Es de valientes vivir la experiencia como algo divertido, abrir la mente y probar todas las cosas nuevas que harán posible el cambio.

Aquí y ahora puedes dar paso al comienzo de la parte más bonita de tu historia, apaga el piloto automático y toma las riendas de tu salud y de tu vida.

Cuida tu microbiota, ella cuidará de ti.

Bibliografía

Capítulo 1

Carter, Matthew M. *et al.* «Ultra-deep sequencing of hadza hunter-gatherers recovers vanishing gut microbes». *Cell,* 186(14): 3111-3124.e13, 6 de julio de 2023. https://doi.org/10.1016/j.cell.2023.05.046

Chakrabarti, Anirikh *et al.* «The microbiota-gut-brain axis: pathways to better brain health. Perspectives on what we know, what we need to investigate and how to put knowledge into practice». *Cell. Mol. Life Sci.,* 79(2): 80, 19 de enero de 2022. https://doi.org/10.1007%2Fs00018-021-04060-w

Coutry, Nathalie *et al.* «Mechanisms of intestinal dysbiosis: new insights into tuft cell functions». *Gut Microbes,* 16(1): 2379624, enero-diciembre de 2024. https://doi.org/10.1080%2F19490976.2024.2379624

Izuno, Satoshi *et al.* «Role of gut microbiota in the pathophysiology of stress-related disorders: evidence from neuroimaging studies». *Ann. Nut. Metab.,* 77(2): 4-2, 19 de julio de 2021. https://doi.org/10.1159/000517420

Kraimi, Narjis *et al.* «Microbiota and stress: a loop that impacts memory». *Psychoneuroendocrinology,* 136:105594, febrero de 2022. https://doi.org/10.1016/j.psyneuen.2021.105594

Lai, Tzu-Ting *et al.* «Butterflies in the gut: the interplay between intestinal microbiota and stress». *J. Biomed. Sci.,* 30: 92, 28 de noviembre de 2023. https://doi.org/10.1186%2Fs12929-023-00984-6

Marano, Giuseppe *et al.* «The microbiota-gut-brain axis: psychoneuroimmunological insights». *Nutrients,* 15(6): 1496, 20 de marzo de 2023. https://doi.org/10.3390/nu15061496

Rusch, Jody A. *et al.* «Signalling cognition: the gut microbiota and hypothalamic-pituitary-adrenal axis». *Front. Endocrinol.,* 14: 1130689, 19 de junio de 2023. https://doi.org/10.3389%2Ffendo.2023.1130689

Wang, Jianhui *et al.* «Influence of gut microbiota on resilience and its possible mechanisms». *Int. J. Biol. Sci.,* 19(8): 2588-2598, 8 de mayo de 2023. https://doi.org/10.7150%2Fijbs.82362

Weiss, Sandra. «Microbiota as mediator and moderator of stress». *BioEssays,* 43(1): e2000277, enero de 2021. https://doi.org/10.1002%2Fbies.202000277

Capítulo 2

Basedow, Lukas A. *et al.* «The influence of psychological traits and prior experience on treatment expectations». *Comprehensive Psychiatry,* 127, 152431, noviembre de 2023. https://doi.org/10.1016/j.comppsych.2023.152431

Camilleri, Michael. «Human intestinal barrier: effects of stressors, diet, prebiotics, and probiotics». *Clin, Transl., Gastroenterol.,* 12(1): e00308, enero de 2021. https://doi.org/10.14309%2Fctg.0000000000000308

Dong, Tien S. *et al.* «How discrimination gets under the skin: biological determinants of discrimination associated with dysregulation of the brain-gut microbiome system and psychological symptoms». *Biol. Psychiatry,* 94(3): 203-214, 1 de agosto de 2023. https://doi.org/10.1016/j.biopsych.2022.10.011

Fu, Yifeng *et al.* «The role of intestinal microbes on intestinal barrier function and host immunity from a metabolite perspective». *Front. Immunol.,* 14: 1277102, 9 de octubre de 2023. https://doi.org/10.3389%2Ffimmu.2023.1277102

Ohlsson, Bodil. «Functional bowel symptoms in the general population». *Mol. Med. Rep.,* 26(1): 226, 20 de mayo de 2022. https://doi.org/10.3892%2Fmmr.2022.12742

Rometsch, Caroline *et al.* «Prevalence of functional disorders across Europe: a systematic review and meta-analysis». *Eur. J. Epidemiol.,* 39(6): 571-586, 29 de marzo de 2024. https://doi.org/10.1007%2Fs10654-024-01109-5

Strandwitz, Philip. «Neurotransmitter modulation by the gut microbiota». *Brain Res.,* 1693(Pt B): 128-133, 15 de agosto de 2018. https://doi.org/10.1016%2Fj.brainres.2018.03.015

Zhao, Zhifeng *et al.* «Physical and psychological correlates of somatic symptom in patients with functional constipation: a cross-sectional study». *BMC Psychiatry,* 24: 134, 2024. https://doi.org/10.1186%2Fs12888-024-05559-9

Capítulo 3

Bamalan, Omar A. *et al.* «Physiology, serotonin». *StatPearls Publishing,* 30 de julio de 2023. https://www.ncbi.nlm.nih.gov/books/NBK545168/

Braga, Jason D. *et al.* «Gamma-aminobutyric acid as a potential postbiotic mediator in the gut-brain axis». *NPJ. Sci. Food,* 8, 16, 2 de abril de 2024. https://doi.org/10.1038%2Fs41538-024-00253-2

Cerdó, Tomás *et al.* «Infant gut microbiota contributes to cognitive performance in mice». *Cell Host & Microbe,* 31(12): 1974-1988, 13 de diciembre de 2023. https://doi.org/10.1016/j.chom.2023.11.004

Danhof, Heather A. *et al.* «Microbial stimulation of oxytocin release from the intestinal epithelium via secretin signaling». *Gut Microbes,* 15(2): 2256043, 12 de septiembre de 2023. https://doi.org/10.1080%2F19490976.2023.2256043

Machado Costa, Kauê y Schoenbaum, Geoffrey. «Dopamine».

Current Biology, 32(15): R807-R827, 8 de agosto de 2022. https://doi.org/10.1016/j.cub.2022.06.060
Mirzaei, Rasoul *et al.* «Role of microbiota-derived short-chain fatty acids in nervous system disorders». *Biomed. Pharmacother.,* 139: 111661, julio de 2021. https://doi.org/10.1016/j.biopha.2021.111661
Weber, Katherine T. *et al.* «The gut microbiome and sociability». *Front. Neurosci.,* 18: 1372274, 2 de abril de 2024. https://doi.org/10.3389%2Ffnins.2024.1372274

Capítulo 4

Bonmatí-Carrión, María-Ángeles y Rol, María-Ángeles. «Melatonin as a mediator of the gut microbiota-host interaction: implications for health and disease». *Antioxidants (Basel),* 13(1): 34, 23 de diciembre de 2023. https://doi.org/10.3390%2Fantiox13010034
Cavaliere, Gina y Traina, Giovanna. «Neuroinflammation in the brain and role of intestinal microbiota: an overview of the players». *J. Integr. Neurosci.,* 22(6), 148, 2023. https://doi.org/10.31083/j.jin2206148
Kenny, Brian J. y Bordoni, Bruno. «Neuroanatomy, cranial nerve 10 (vagus nerve)». *StatPearls Publishing,* enero de 2024. https://www.ncbi.nlm.nih.gov/books/NBK537171/
Lai, Tzu-Ting *et al.* «Butterflies in the gut: the interplay between intestinal microbiota and stress». *J. Biomed. Sci.,* 30: 92, 28 de noviembre de 2023. https://doi.org/10.1186%2Fs12929-023-00984-6
Mestre, Humberto *et al.* «The brain's glymphatic system: current controversies». *Trends Neurosci.,* 43(7): 458-466, julio de 2020. https://doi.org/10.1016/j.tins.2020.04.003
Murciano-Brea, Julia *et al.* «Gut microbiota and neuroplasticity». *Cells,* 10(8): 2084, 13 de agosto de 2021. https://doi.org/10.3390%2Fcells10082084

Sharkey, Keith A. y Mawe, Gary M. «The enteric nervous system». *Physiol. Rev.,* 103(2): 1487-1564, abril de 2023. https://doi.org/10.1152%2Fphysrev.00018.2022

Wang, Xintong *et al.* «Gut microbiota-derived metabolites mediate the neuroprotective effect of melatonin in cognitive impairment induced by sleep deprivation». *Microbiome,* 11, 17, 2023. https://doi.org/10.1186/s40168-022-01452-3

Wang, Yanan *et al.* «Sleep and the gut microbiota in preschool-aged children». *Sleep,* 45(6): zsac020, junio de 2022. https://doi.org/10.1093%2Fsleep%2Fzsac020

Capítulo 5

Di Vincenzo, Federica *et al.* «Gut microbiota, intestinal permeability, and systemic inflammation: a narrative review». *Intern., Emerg., Med.,* 19. 275-293, 28 de julio de 2023. https://doi.org/10.1007%2Fs11739-023-03374-w

Panarese, Alba. «Bowel function and inflammation: is motility the other side of the coin?». *World J. Gastroenterol.,* 30(14): 1963-1967, 14 de abril de 2024. https://doi.org/10.3748%2Fwjg.v30.i14.1963

Schneider, Kai Markus *et al.* «From mental strain to gut pain: A brain-gut pathway transducing psychological stress to intestinal inflammation». *Clin. Transl. Med.,* 13(10): e1458, octubre de 2023. https://doi.org/10.1002%2Fctm2.1458

Shandilya, Shruti *et al.* «Interplay of gut microbiota and oxidative stress: perspective on neurodegeneration and neuroprotection». *J. Adv. Res.,* 38: 223-244, mayo de 2022. https://doi.org/10.1016%2Fj.jare.2021.09.005

Stavely, Rhian *et al.* «The oxidative stress and nervous distress connection in gastrointestinal disorders». *Biomolecules,* 13(11): 1586, 27 de octubre de 2023. https://doi.org/10.3390%2Fbiom13111586

Warren, Alison *et al.* «Dangers of the chronic stress response in the

context of the microbiota-gut-immune-brain axis and mental health: a narrative review». *Front. Immunol.,* 15: 1365871, 2 de mayo de 2024. https://doi.org/10.3389%2Ffimmu.2024.1365871
WIERSMA, RINSE K. *et al.* «Interaction between drugs and the gut microbiome». *Gut,* 69(8): 1510-1519, agosto de 2020. https://doi.org/10.1136%2Fgutjnl-2019-320204
XU, CHUNLIANG *et al.* «The gut microbiome regulates psychological stress-induced inflammation». *Immunity,* 53(2): 417-428.e4, 18 de agosto de 2020. https://doi.org/10.1016%2Fj.immuni.2020.06.025
YUAN, YI *et al.* «Low-level inflammation, immunity, and brain-gut axis in IBS: unraveling the complex relationships». *Gut Microbes,* 15(2): 2263209, 2 de octubre de 2023. https://doi.org/10.1080%2F19490976.2023.2263209

CAPÍTULO 6

AGUSTI, ANA *et al.* «The gut microbiome in early life stress: a systematic review». *Nutrients,* 15(11): 2566, 30 de mayo de 2023. https://doi.org/10.3390%2Fnu15112566
AHRENS, ANGELICA P. *et al.* «Infant microbes and metabolites point to childhood neurodevelopmental disorders». *Cell,* 187(8): 1853-1873, 11 de abril de 2024. https://pubmed.ncbi.nlm.nih.gov/38574728/
ATANASOVA, KONSTANTINA *et al.* «Multidimensional assessment of interoceptive abilities, emotion processing and the role of early life stress in inflammatory bowel diseases». *Front. Psychiatry,* 12, 24 de junio de 2021. https://doi.org/10.3389/fpsyt.2021.680878
BEUREL, ELÉONORE y NEMEROFF, CHARLES B. «Early life adversity, microbiome, and inflammatory responses». *Biomolecules,* 14(7): 802, 6 de julio de 2024. https://doi.org/10.3390%2Fbiom14070802
CABALLERO-FLORES, GUSTAVO *et al.* «Microbiota-mediated colonization resistance: mechanisms and regulation». *Nat. Rev. Microbiol.,* 21(6): 347-360, 20 de diciembre de 2022. https://doi.org/10.1038%2Fs41579-022-00833-7

DENG, WENZE *et al.* «Gut metabolites acting on the gut-brain axis: regulating the functional state of microglia». *Aging Dis.,* 15(2): 480-502, 1 de abril de 2024. https://doi.org/10.14336%2FAD.2023.0727

KAZEMIAN, NEGIN *et al.* «Long-term impact of childhood adversity on the gut microbiome of nursing students». *Int. J. Environ. Res. Public Health,* 21(1): 68, 8 de enero de 2024. https://doi.org/10.3390%2Fijerph21010068

MAZZONE, LUIGI *et al.* «Precision microbial intervention improves social behavior but not autism severity: A pilot double-blind randomized placebo-controlled trial». *Cell Host & Microbe,* 32(1): 106-116.e6, 10 de enero de 2024. https://doi.org/10.1016/j.chom.2023.11.021

PARK, HYUNJI *et al.* «Scarring the early-life microbiome: its potential life-long effects on human health and diseases». *BMB Rep.,* 56(9): 469-481, 30 de agosto de 2023. https://doi.org/10.5483%2FBMBRep.2023-0114

RATSIKA, ANNA *et al.* «Priming for life: early life nutrition and the microbiota-gut-brain axis». *Nutrients,* 13(2): 423, 28 de enero de 2021. https://doi.org/10.3390%2Fnu13020423

CAPÍTULO 7

BINDA, SYLVIE *et al.* «Psychobiotics and the microbiota-gut-brain axis: where do we go from here?». *Microorganisms,* 12(4): 634, 22 de marzo de 2024. https://doi.org/10.3390%2Fmicroorganisms12040634

BREMNER, J. DOUGLAS *et al.* «Diet, stress and mental health». *Nutrients,* 12(8): 2428, 13 de agosto de 2020. https://doi.org/10.3390%2Fnu12082428

BROOKS, JOHN F. II *et al.* «The microbiota coordinates diurnal rhythms in innate immunity with the circadian clock». *Cell,*

184(16): 4154-4167.e12, 5 de agosto de 2021. https://doi.org/10.1016/j.cell.2021.07.001

Chandrasekaran, Preethi *et al.* «Effects of probiotics on gut microbiota: an overview». *Int. J. Mol. Sci.,* 25(11): 6022, 30 de mayo de 2024. https://doi.org/10.3390%2Fijms25116022

Cristofori, Fernanda *et al.* «Anti-inflammatory and immunomodulatory effects of probiotics in gut inflammation: a door to the body». *Front. Immunol.,* 12: 578386, 26 de febrero de 2021. https://doi.org/10.3389%2Ffimmu.2021.578386

De Vries, Lianne P. *et al.* «The human physiology of well-being: A systematic review on the association between neurotransmitters, hormones, inflammatory markers, the microbiome and well-being». *Neuroscience & Biobehavioral Reviews,* 139: 104733, agosto de 2022. https://doi.org/10.1016/j.neubiorev.2022.104733

Filidou, Eirini *et al.* «Probiotics: shaping the gut immunological responses». *World J. Gastroenterol.,* 30(15): 2096-2108, 21 de abril de 2024. https://doi.org/10.3748%2Fwjg.v30.i15.2096

Jang, Hye Ji *et al.* «A narrative review on the advance of probiotics to metabiotics». *J. Microbiol. Biotechnol.,* 34(3): 487-494, 28 de marzo de 2024. https://doi.org/10.4014%2Fjmb.2311.11023

López-Hernández, Estela. «Neuronutrición: repercusiones de los excesos y de las deficiencias nutricionales». *Rev. Nutr. Clin. Metab.,* 5(3): 69-82, julio-septiembre de 2022. https://doi.org/10.35454/rncm.v5n3.367

Martin, Sydney E. *et al.* «The role of diet on the gut microbiome, mood and happiness». *medRxiv (preprint),* 21 de marzo de 2023. https://doi.org/10.1101/2023.03.18.23287442

Schalich, Kasey M. *et al.* «A human milk oligosaccharide prevents intestinal inflammation in adulthood via modulating gut microbial metabolism». *mBio,* 15(4), 5 de marzo de 2024. https://doi.org/10.1128%2Fmbio.00298-24

Glosario de términos médicos

He procurado usar un lenguaje sencillo y accesible en el libro, pero en ocasiones he debido usar palabras más técnicas. Para que su comprensión no fuera un problema, además de ir explicándolas cada vez que las he utilizado, te las dejo aquí con su significado para que puedas consultarlas en cualquier momento.

Acetilcolina. Molécula implicada en la memoria, que también contribuye a la actividad muscular.

Adrenalina. Hormona que nos mantiene alerta para reaccionar frente a situaciones de peligro.

Axón. Es una prolongación alargada de las neuronas por donde transporta el impulso nervioso desde el cuerpo hasta otra neurona o a las células musculares, glandulares, etc.

Bacteriocinas. Moléculas producidas por las bacterias buenas que inhiben la colonización y el crecimiento de otras bacterias potencialmente dañinas.

Barrera hematoencefálica. Membrana de protección que protege el cerebro porque regula el paso de sustancias desde la sangre hasta el tejido encefálico.

Barrera intestinal. La pared del intestino regula la absorción y es un gran estabilizador de la homeostasis.

Cortisol. Hormona producida por la glándula suprarrenal que aumenta como respuesta al estrés.

Defensinas. Moléculas que tenemos en el organismo y que funcionan como antibióticos naturales.

Dendrita. Prolongación ramificada de las neuronas, que permite a esta recibir estímulos externos.

Disbiosis. Desorden cuantitativo y funcional de la microbiota intestinal.

Dopamina. Neurotransmisor muy importante en el sistema nervioso central de los mamíferos que participa en la regulación de diversas funciones como la conducta motora. Está implicada en la emotividad, la afectividad y los circuitos de recompensa y satisfacción.

Ecosistema. Conjunto de especies diferentes que conviven en un mismo lugar e interactúan entre ellas y con su entorno.

Encéfalo. Conjunto de órganos que se encuentran dentro de la cabeza y que controla todas las funciones de un ser humano. Está formado por miles de millones de células nerviosas y protegido por el cráneo —huesos que forman la cabeza—. Está compuesto por tres partes principales: el cerebro, el cerebelo y el tronco encefálico.

Endorfinas. Sustancias producidas de forma natural en el encéfalo que bloquean la sensación de dolor y están relacionadas emocionalmente con el bienestar y placer.

Entérico. Perteneciente o relacionado con el intestino.

Epigenética. Conjunto de circunstancias que activan o inactivan la expresión de los genes sin cambiar la secuencia de ADN. Solo modulan su expresión.

Epitelio. Conjunto de células que, unidas entre sí, cubren todas las superficies internas y externas del cuerpo.

Eubiosis. Microbiota estable y equilibrada de una persona sana.

Fisiológico. Relativo a las funciones normales o naturales del cuerpo.

Fisiopatología. Estudio de la relación entre las funciones del organismo y las alteraciones de dichas funciones para comprender el porqué de la aparición de las enfermedades.

GABA. Neurotransmisor inhibitorio que favorece la sensación de paz y de calma.

Homeostasis. Conjunto de fenómenos que conducen a la autorregulación y permiten el mantenimiento y estabilidad del organismo.

Hormona. Sustancia que se produce en ciertas glándulas que, transportada por el sistema circulatorio, excita, inhibe o regula la actividad de determinados órganos.

Microbioma. Conjunto de microorganismos y su actividad biológica.

Microbiota. Conjunto de microorganismos que viven juntos en un mismo hábitat.

Molécula. Es la parte más pequeña de una sustancia que conserva sus propiedades químicas.

Nervio. Conjunto de fibras nerviosas con forma de cordón blanquecino que transmite los impulsos nerviosos.

Neurodesarrollo. Proceso evolutivo del sistema nervioso que le permite crecer, madurar y adquirir sus funciones. Empieza durante la gestación y termina en la edad adulta.

Neuroplasticidad. Proceso adaptativo por el que el sistema nervioso puede cambiar su estructura y funcionamiento como respuesta a activaciones y estímulos determinados.

Neurona. Célula del sistema nervioso. Transmite información mediante impulsos nerviosos.

Neurotransmisor. Molécula mensajera que lleva información motora y psicológica entre las neuronas y todas las células del cuerpo.

Oxitocina. Hormona producida por la hipófisis que estimula la contracción uterina y la secreción de leche en la glándula mamaria. Está también implicada en fortalecer los vínculos emocionales y en fomentar la empatía, la confianza y la generosidad.

PATÓGENO. Microorganismo vivo que causa una infección o una enfermedad.

PATÓGENO FACULTATIVO. Microorganismo que vive en el cuerpo sin hacernos daño, pero que si las condiciones de entorno cambian o crecen mucho por encima de su rango de normalidad, puede causar una infección o una enfermedad.

PLACEBO. Sustancia que carece de acción curativa, pero que cuando se toma, produce un efecto terapéutico porque la persona cree que es un fármaco eficaz.

SEROTONINA. Neurotransmisor que fomenta la sensación de alegría y felicidad.

SIMBIOSIS. Interacción biológica estable de diferentes especies de seres vivos.

SINAPSIS. Espacio de conexión entre el axón de una neurona y la dendrita de otra cercana.

TRANSLOCACIÓN BACTERIANA. Capacidad de algunas bacterias o partes de ellas para atravesar la pared intestinal, pudiendo llegar así a otros sitios del cuerpo.